U0803900

中医临床必读丛书

串雅内外编

清·赵学敏　纂辑
清·吴庚生　补注
郑金生　纪征瀚　整理

人民卫生出版社

图书在版编目(CIP)数据

串雅内外编/清·赵学敏纂辑　清·吴庚生补注
郑金生等整理．—北京：人民卫生出版社，2007.8
（中医临床必读丛书）
ISBN 978-7-117-08789-6

Ⅰ.串…　Ⅱ.①赵…　②吴…　③郑…　Ⅲ.验方-中国-清代　Ⅳ.R289.5

中国版本图书馆CIP数据核字(2007)第082757号

门户网：	**www.pmph.com**	**出版物查询、网上书店**
卫人网：	**www.ipmph.com**	**护士、医师、药师、中医师、卫生资格考试培训**

中医临床必读丛书

串雅内外编

纂　　辑：清·赵学敏
补　　注：清·吴庚生
整　　理：郑金生　纪征瀚
出版发行：人民卫生出版社(中继线010-59780011)
地　　址：北京市朝阳区潘家园南里19号
邮　　编：100021
E - mail：pmph @ pmph.com
购书热线：010-59787592　010-59787584　010-65264830
印　　刷：北京铭成印刷有限公司
经　　销：新华书店
开　　本：850×1168　1/32　　**印张：**9
字　　数：175千字
版　　次：2007年8月第1版　2024年12月第1版第19次印刷
标准书号：ISBN 978-7-117-08789-6/R·8790
定　　价：18.00元
打击盗版举报电话：010-59787491　E-mail：WQ @ pmph.com
（凡属印装质量问题请与本社市场营销中心联系退换）

出版者的话

中医要发展创新，提高临床疗效是必由之路。而提高临床疗效的捷径，就是继承前人宝贵的诊疗理论和丰富的临床经验。古今大凡著名医家，无不是在熟读古籍，继承前人经验的基础上而成为一代宗师的。厚积薄发，由博返约，是读书成才的必然过程。步入21世纪，中医的发展与创新仍然离不开继承，而继承的第一步必须是熟读中医古籍，奠定基础。这好比万丈高楼，筑基必坚；参天大树，扎根必深。

为了在新世纪进一步发展中医，提高中医临床疗效水平，针对目前中医现状，国家中医药管理局启动了“优秀中医临床人才研修项目”。该计划首批精选培养名中医200名左右，期望在新世纪再培养一大批中医临床大家，为我国人民的医疗保健再做贡献。做临床，必读古籍；做名医，更需要熟悉古籍并能灵活应用。为了适应中医临床人才培养计划，我们从“优秀中医临床人才研修项目”必读书目中先期精选了中医各科必读的70余种整理后已相继出版发行，应广大读者要求，经全国著名中医专家王永炎、余瀛鳌等推荐和论证，续增34种，使《中医临床必读丛书》的出版渐臻完备。本丛书共105种，所选精当，涵盖面广，多为历代医家推崇，尊为必读经典著作，在中医学发展的长河中，占有重要的学术地位。

本次整理突出了以下特点：①力求原文准确，每种医籍均由各科专家遴选精善底本，加以严谨校勘，为读者提供精确的原文。②原则上只收原文，不作校记和注释，旨在使读者在研习之中渐得旨趣，体悟真谛。③每书撰写了导读，介绍该书的作者生平、成书背景、学术特点，及对临床的指导意义以及如何学习运用等内容，提要钩玄，以启迪读者。为便于读者检索，书后附以索引。

期望本丛书的出版，能真正起到读古籍，筑根基，做临床，提疗效的作用，有助于中医临床人才的培养和成长，以推动我国中医药事业的发展与创新。

一、经典著作

《灵枢经》
《黄帝内经素问》
《伤寒论》
《金匮要略》
《温病条辨》
《温热经纬》

二、诊断类著作

《脉经》
《诊家枢要》
《濒湖脉学》

三、通用著作

《中藏经》
《伤寒总病论》
《素问玄机原病式》
《三因极一病证方论》
《素问病机气宜保命集》
《内外伤辨惑论》
《儒门事亲》
《脾胃论》
《兰室秘藏》
《格致余论》
《丹溪心法》
《景岳全书》
《医贯》
《理虚元鉴》
《明医杂著》
《万病回春》
《慎柔五书》
《内经知要》
《医宗金鉴》
《石室秘录》
《医学源流论》
《兰台轨范》
《杂病源流犀烛》
《古今医案按》
《笔花医镜》
《类证治裁》
《医林改错》

《血证论》
《名医类案》
《医学衷中参西录》
《丁甘仁医案》

四、各科著作

（一）内科

《金匮钩玄》
《秘传证治要诀及类方》
《医宗必读》
《医学心悟》
《证治汇补》
《医门法律》
《张氏医通》
《张聿青医案》
《临证指南医案》
《症因脉治》
《医学入门》
《先醒斋医学广笔记》
《温疫论》
《温热论》
《湿热论》
《串雅内外编》
《医醇賸义》
《时病论》

（二）外科

《外科精义》
《外科发挥》
《外科正宗》
《外科证治全生集》
《疡科心得集》

（三）妇科

《经效产宝》
《妇人大全良方》
《女科经纶》
《傅青主女科》
《竹林寺女科秘传》
《济阴纲目》
《女科辑要》

（四）儿科

《小儿药证直诀》
《活幼心书》
《幼科发挥》
《幼幼集成》

（五）眼科

《秘传眼科龙木论》
《审视瑶函》
《银海精微》
《目经大成》
《眼科金镜》

（六）耳鼻喉科

《重楼玉钥》
《口齿类要》
《喉科秘诀》

（七）针灸科

《针灸甲乙经》
《针灸资生经》
《针经摘英集》
《针灸大成》
《针灸聚英》

（八）骨伤科

《永类钤方》

《仙授理伤续断秘方》

《世医得效方》

《正体类要》

《伤科汇纂》

《厘正按摩要术》

（九）养生

《寿亲养老新书》

《遵生八笺》

《老老恒言》

五、方药类著作

《太平惠民和剂局方》

《医方考》

《本草原始》

《医方集解》

《本草备要》

《得配本草》

《成方切用》

《时方妙用》

《验方新编》

人民卫生出版社

2007年3月

序

中医药学是具有中国特色的生命科学，是科学与人文融合得比较好的学科，在人才培养方面，只要遵循中医药学自身发展的规律，只要把中医理论知识的深厚积淀与临床经验的活用有机的结合起来，就能培养出优秀的中医临床人才。

近百余年西学东渐，再加上当今市场经济价值取向的作用，使得一些中医师诊治疾病，常以西药打头阵，中药作陪衬，不论病情是否需要，一概是中药加西药。更有甚者不切脉、不辨证，凡遇炎症均以解毒消炎处理，如此失去了中医理论对诊疗实践的指导，则不可能培养出合格的中医临床人才。对此，中医学界许多有识之士颇感忧虑而痛心疾首。中医中药人才的培养，从国家社会的需求出发，应该在多种模式多个层面展开。当务之急是创造良好的育人环境。要倡导求真求异，学术民主的学风。国家中医药管理局设立了培育名医的研修项目，首先是参师襄诊，拜名师制订好读书计划，因人因材施教，务求实效。论其共性则需重视“悟性”的提高，医理与易理相通，重视易经相关理论的学习；还有文献学、逻辑学，生命科学原理与生物信息学等知识的学习运用。“悟性”主要体现在联系临床，提高思想思考思辩的能力，破解疑难病例获取疗效。再者是熟读一本临证案头书，研修项目精选的书目可以任选，作为读经典医籍研修晋阶保底的基本功。第二是诊疗环境，我建议城市与乡村、医院与诊所、病房与门诊可以兼顾，总以多临证多研讨为主。若参师三五位以上，年诊千例以上，必有上乘学问。第三是求真务实，“读经典做临床”关键在“做”字上苦下功夫，敢于置疑而后验证、诠释进而创新，诠证创新自然寓于继承之中。

中医治学当溯本求源，古为今用，继承是基础，创新是归宿，认真继承中医经典理论与临床诊疗经验，做到中医不能丢，进而才是中医现代化的实施。厚积薄发、厚今薄古为治学常理。所谓勤求古训、融汇新知，即是运用科学的临床思维方法，将理论与实践紧密联系，以显著的疗效、诠释、求证前贤的理论，寓继承之中求创新发展，从理论层面阐发古人前贤之未备，以推进中医学科的进步。

综观古往今来贤哲名医均是熟谙经典，勤于临证，发遑古义，创立新说者。通常所言的“学术思想”应是高层次的成就，是锲而不舍长期坚持“读经典做临床”在取得若干鲜活的诊疗经验的基础上，应是学术闪光点凝聚提炼出的精华。笔者以弘扬中医学学科的学术思想为己任而决不敢言自己有什么学术思想，因为学术思想一定要具备有创新思维与创新成果，当然是在继承为基础上的创新；学术思想必有理论内涵指导临床实践，能以提高防治水平；再者学术思想不应是一病一证一法一方的诊治经验与心得体会。如金元大家刘完素著有《素问玄机原病式》，自述“法之与术，悉出《内经》之玄机”，于刻苦钻研运气学说之后，倡“六气皆从火化”，阐发火热病证脉治，创立脏腑六气病机、玄府气液理论。其学术思想至今仍能指导温热、瘟疫的防治。非典型传染性肺炎（SARS）流行时，运用玄府气液理论分析证候病机，确立治则治法，遣药组方获取疗效，应对突发公共卫生事件造福群众。毋庸置疑刘完素是“读经典做临床”的楷模，而学习历史，凡成中医大家名师者基本如此，即使当今名医具有卓越学术思想者，亦无例外，因为经典医籍所提供的科学原理至今仍是维护健康防治疾病的准则，至今仍葆其青春，因此“读经典做临床”具有重要的现实意义。

值得指出，培养临床中坚骨干人才，造就学科领军人物是当务之急。在需要强化“读经典做临床”的同时，以唯物主义史观学习易经易道易图，与文、史、哲，逻辑学交叉渗透融合，提高“悟性”指导诊疗工作。面对新世纪东学西渐是另一股潮流，国外学者研究老聃、孔丘、朱熹、沈括之学，以应对技术高速发展与理论相对滞后的矛盾日趋突出的现状。譬如老聃是中国宇宙论的开拓者，惠施则注重宇宙中一般事物的观察。他解释宇宙为总包一切之“大一”与极微无内之“小一”构成，大而无外小而无内，大一寓有小一，小一中又涵有大一，两者相兼容而为用。如此见解不仅对中医学术研究具有指导作用，对宏观生物学与分子生物学的链接，纳入到系统复杂科学的领域至关重要。近日有学者撰文讨论自我感受的主观症状对医学的贡献和医师参照的意义；有学者从分子水平寻求直接调节整体功能的物质，而突破靶细胞的发病机制；有医生运用助阳化气，通利小便的方药能同时改善胃肠症状治疗幽门螺杆菌引起的胃炎，还有医生使用中成药治疗老年良性前列腺增生，运用非线性方法，优化观察指标，不把增生前列腺的直径作为惟一的“金”指标，用综合量表评价疗效而获得认许，这就是中医的思维，要坚定地走中国人自己的路。

人民卫生出版社为了落实国家中医药管理局设立的培育名医的研修项目，先从研修项目中精选 70 余种陆续刊行，为进一步扩大视野，续增的品种也是备受历代医家推崇的中医经典著作，为我们学习提供了便利条件，只要我们“博学之，审问之，慎思之，明辩之，笃行之”，就会学有所得、学有所长、学有所进、学有所成。治经典之学要落脚临床，实实在在去“做”，切忌坐而论道，应端正学风，尊重参师，教学相长，使自己成为中医界骨干人才。名医不是自封的，需要同行认可，而社会认可更为重要。让我们互相勉励，为中国中医名医战略实施取得实效多做有益的工作。

王永炎

2007 年 3 月 5 日

导读

清·赵学敏《串雅内外编》(1759)是反映“走方医”治疗技术的专著，同时编入了赵学敏收集的众多奇方。“串”是“顶、串”(走方医用药行话)的简称，“雅”是指将“顶、串”术经整理后由俗入雅，从而有裨医家实用。该书首次揭开了笼罩“走方医”的重重帷幕。200余年来多次刊行，成为中医临床的重要参考书。

一、《串雅内外编》与作者

赵学敏(约1719—1805)，字恕轩，号依吉，钱塘(今浙江杭州)人。自幼酷爱医药，特别喜欢收集各种医药书籍，采访民间治疗经验，并自己种植药物，因而医药知识非常丰富。他编写的书籍很多，今传世的有《本草纲目拾遗》和《串雅内外编》。其中《串雅内外编》是一种罕见的奇书，首次揭示了走方医的神秘内幕。

走方医周游四方、游动行医。他们手持招徕顾客的环状震响器，特称“虎撑”或“虎刺”(俗称“串铃”)，走乡串户，摇铃求售，故又名为“铃医”。走方医属于走江湖的，行事诡秘。他们行医惟求速验，不求万全，夸新斗异，且每多坑蒙劣迹，故素为正统医家轻薄贱视。

赵学敏在与一位很有名气的老铃医柏云交谈过程中，发现其中的某些医技，“颇有奥理，不悖于古，而利于今，与寻常摇铃求售者迥异”。也就是说他发现像柏云这样的走方医，其技艺合于古代的某些深奥理论，并不比那些徒有虚名的医家要差。因此，他记录了柏云的口授，并且加进了自己收集到的一些民间医药知识，编为《串雅内编》4卷、《外编》4卷，其时在乾隆二十四年己卯（1759）。

《串雅内外编》书成以后，未能及时刊行，在民间辗转抄录。咸丰九年（1859）该书曾刊于余杭，未及流布，就大多毁于兵燹。光绪十六年（1890）许增得到《串雅内编》丁氏八千卷楼抄本的副本、再次刊行，并请钱塘医家吴庚生（字平格）为之补注。吴氏为当时名医马文植弟子，医学造诣很高。经吴氏补注的《串雅内编》广泛传播。许增刻《串雅内编》时又得到《串雅外编》抄本，准备请吴庚生继续补注刊行，但此本一直未见。民国初年多次石印或铅印的《串雅》内外编合刊本中，并无吴庚生补注。本次整理集中数个较好的印本或抄本，并觅得有吴庚生补注的《串雅外编》抄本，更增加了《串雅》的学术价值。

二、主要学术特点及对临床的指导意义

1. 能守三字诀（贱、验、便），可成医中杰

《串雅内外编》绪论载："走医有三字诀：一曰贱，药物不取贵也；二曰验，以下咽即能去病也；三曰便，山林僻邑，仓卒即有。能守三字之要者，便是此中之杰出者矣。"道出了走方医最精华、也是当今中医临床最可取之点。

赵学敏在书序中说："昔欧阳子暴利几绝，乞药于牛医；李防御治嗽得官，传方于下走。谁谓小道不有可观者欤？亦视其人之亦善用斯术否也可。"这段话里有两个典故：其一是宋代欧阳修患暴下（水泻），国医不能治。其夫人从沿街卖药人手里买了一帖药就治好了。这帖药里只有一味车前子。其二是宋徽宗时，有宠妃病痰嗽，通宵不睡，面浮如盘。徽宗唤御医李防御治疗，说三天不治好就要杀了他。李忧惶技穷，与妻泣别。忽闻门外叫卖声："咳嗽药，一文一帖，吃了即得睡。"李

立即买了药，先自己服用证明没有毒，然后给宠妃服用。病妃服药后一夜安眠，清早肿消。李防御为此得了厚赏。后李氏打听到此药不过就是蚌粉、青黛。

历史上像这样的例子非常多。所以民间有“单方一味，气死名医”的俗谚。赵学敏正是看准了这一点，大胆预言走方医术不可小看，强调要看是否能善用这些贱（便宜）、验（效验）、便（方便）的医疗技术。该书《内编》集录了大量的单方、小方，这些方剂的方组简单，药物多为寻常可得之物。

走方医用药有他的特色。赵学敏指出：“顶、串、截为走医三大法”。所谓“药上行者皆曰顶，下行者皆曰串，故顶药多吐，串药多泻”、“截，绝也，使其病截然而止。”其中的顶、串法很类似吐、下法。至于截法，凡是能迅速终止疾病发展进程，迅速取效的方法都可以称为截法。《串雅内编》就是将这三法作为归类用药的提纲。既然同样的方法，为什么走方医会恃之以为生命线？这是因为坐地行医的市医，为了增大行医的安全系数，往往谨小慎微，不敢、或曰没有自信去准确运用快速取效的峻利之法解决病人的疾患。某些庸医更是满足于打发病人，不求有功，但求无过。如此则为走方医提供了施展的空间。出色的走方医不害怕使用峻厉之药，是因为他们解决了“用药难，识症难”的问题。他们使用的还是前人留下的最有效的克敌制胜妙方，但该出手时就出手，从而使三字诀落到实处。

2. 全面了解走方医的最佳著作

毋庸讳言的是，自古以来，在走方医的群体里，就存在许多医家的败类。他们利用打一枪换一个地方的游击战术，蒙骗缺医少药地区的人们。但是，由于群众对他们的了解甚少，还是经常会被他们的新花招所迷惑，上当受骗。这样的走方医在当代也还存在（多称为“游医”）。那么，走方医究竟和一般市医有哪些不同呢？《串雅内外编》为我们提供了很多材料。

该书的凡例、绪论中，比较全面的概述了走方医的全套

"技艺"。

"卖药算卦，全凭说话"。走方医每到一处，就要吸引笼络顾客。这些方法都在凡例提到的《市语宗派神用运技》一书中。但因赵学敏惧怕这些"言多不经"的蒙骗技术容易"启后人渔利之私"，所以没有转载。

如何让被吸引围观的群众立马相信走方医的技术？他们采用的是"四验以坚信流俗"。这就是取牙、点痣、去翳、捉虫。取牙利用局部麻醉药和快速的手法，无痛地拔去病牙；点痣则使用强烈的腐蚀药，快速去痣。至于去翳、捉虫，则类似魔术，采用的是障眼之法。

在群众被绝对吸引并要求看病之后，走医就要运用他们的"绝活"。其中《串雅内编》主要是谈用药法，包括前面提到的顶、串、截三大用药法以及某些单方。《串雅外编》则分"禁方"（符咒之类）、"选元"（各种急症抢救法）、"药外"（非药物疗法，如针灸、推拿、熏蒸熨洗、敷贴膏药、简单外科手术等）等类。走方医是医药不分家的，自制药、自卖药，其药有真有假（见《外编》"制品"）。走方医深入偏远地区，有时又充当半拉子兽医。所以在《外编》"医外"篇，可见到治疗牲畜、宠物，甚至治疗花木的简单方法。

综观走方医的全部看家本领，就可以知道：一个好的走方医，对病人有亲和力，能用风趣的语言和小魔术打动群众，又能用贱、验、便的方法快速便宜地治好病。他们又都是多面手，知医懂药，能针善灸，而且掌握各种急症的抢救（溺水、外伤等）。他们对外治手法的要求很高："手法有四要：用针要知补泻，推拿要识虚实，揉拉在缓而不痛，钳取在速而不乱。"对一些麻醉止痛方法运用自如。同时他们在必要的时候又充当兽医、宠物医、农技师……解决边远地区群众经常遇到的问题。

当然，这些本领如果被居心不良的走方医掌握，那就会出现另一样的情况：用花言巧语笼络群众，运用魔术障眼，欺骗病人求治。然后用猛峻之药、假药、甚至蒙汗药，或者滥施手术，坑害病人。他们也用符咒禁术，装神弄鬼……

总之，《串雅内外编》一书比较全面地展示了走方医的技术。对当今的读者来说，无论是从中汲取实用的方药，还是从预防骗术、识破游医蒙人伎俩来说，都是很有益的。

三、如何学习应用《串雅内外编》

1. 弃其糟粕

学习《串雅内外编》首先必须对该书要有清醒而正确的认识。走方医的原生态内容，良莠杂集，或荒诞不经，恐误导读者。赵学敏对此有清醒的认识，因此他在编写《串雅内外编》的时候，已经删削了许多可能导致负面影响的内容。尽管如此，该书还是保留了相当一部分走方医的旧术，为正统医术所不容。这方面的内容更多见于《外编》。其中的“禁方”部分，全是各类符咒禁术。此外，“制品”部分有伪品，即走方医制造的假药。“医外”部分有“药戏门”，不过是利用药物玩耍的魔术或引人注目的噱头。即便是《内编》的某些药方，也未必都能采用。例如其中用来“逐呆”、“启迷”（治疗精神病患者）的方药，配合鞭打、蛮横的动作，都难以为当代医疗所容忍。这些内容无裨于医药，有损于患者，只能作为了解古代走方医的历史来阅读，无法采纳利用。

2. 取其精华

如何萃取《串雅内外编》的精华？总原则是不在一方一药，而要认识到该书整体的启示。病人总是希望自己的疾病能尽快治好，并且不要付出太多的钱财。因此，心存患者的期盼，在用药时尽量选取简、便、廉、验的药方，应该是在阅读该书之后，首先应该记取的启示。好开大方、贵药以拿回扣，是另一种形式的犯罪，违背医学道德，亵渎“医为仁术”。

其次是作为一名医生，应该知医懂药，不能只知道开处方，而不知道药物的真伪优劣、价格高低。同时，一个好的医生，应该既能熟谙药物疗法，又能掌握许多简便廉验的非药物疗法；既能治疗某些顽固的慢性疾病，也能熟练掌握某些急症的抢救技术。这才是患者、尤其是广大基层、农村患者所希望得到的医疗服务。合法医生能用简便廉验的方法治疗患者，那些不法的游医也就没有了市场。

《串雅内外编》有许多短小精悍的单方验方，需要临床医生不断提高诊断能力，熟悉药物性能，在保障安全的前提下，予以采用。其中有一些属于毒药的峻厉之品，使用时更应该小心。在这方面，书中的“庚生按”已经有一些提示，阅读时可以参考。书中的某些药物的治疗效果，在当代的条件下，可以采用现代药物研究方法，做一些动物毒性或药理实验，不可轻易以人试药。其中某些效验单方，很有可能进一步开发出新的药物，这全在读者留心选取，精心设计。

整理说明

一、清·赵学敏《串雅内外编》(1759)分《串雅内编》4卷、《串雅外编》4卷。其中《串雅内编》以清光绪十六年(1890)榆园刻本流传最广,其特点是前有光绪庚寅(1890)许增(迈孙)题识,吴庚生补注。该本原抄自丁氏八千卷楼本,文字仍有脱误,但今存世诸本,以此内容最为完备,故取之以为整理底本。另以光绪十七年辛卯(1891)刻本为主校本。该本乃据鲍氏知不足斋抄本刻成,无“庚生按”。文字虽不及榆园本齐备,但保持了许多赵氏原本旧貌,故以此作为主校本(简称“鲍本”)。

二、《串雅外编》流传甚少。光绪十六年(1890)许增从越中藏书家觅得抄本,仍请吴庚生补注,并有开雕之议,但终未刊行。今印本通行者以民国初扫叶山房石印本为早,无“庚生按”,今取为底本。另幸得清常熟周左季抄本,书口作“郜公钟室抄本”(今简称“周本”),书眉有庚生按语。该本有可能就是许增觅得之本,颇能反映该书旧貌,因取为双底本,并补入“庚生按”。《外编》目录兼参咸丰九年(1859)少伊抄本。正文兼参民国硖川费寅逡抄本(简称“费本”),补充若干缺脱条文。

三、诸本目录层次颇为混乱,今参存世诸本,并以赵学敏原凡例作为判别依旧,调整目录,集中于书前。总目录中《内编》以截药、顶药、串药、单方为一级标题,《外编》则以禁方、选元、制品、药外、医外、取虫、药戏为一级标题，下分门类。

四、《串雅内外编》部分内容录自《本草纲目》、《石室秘录》等书，故整理时遇有疑问，亦参考其所引原始文献。

五、愉园本凡剂量均用大写（如壹贰叁），为方便当代读者，一律改作常用中文数字（如一二三）。

六、凡属后人补充的内容，均用楷体表示（许增题识、吴庚生按等）。

七、该书中的通假字（如“蚤”通“早”），避讳字（如“玄”作“元”等），不改不注。其中名词术语有与今通行之名用字不同者（如“瓷器”作“磁器”、“膈”作“隔”、“掺”作“糁”等），一般采用通行名，径改不注。

八、底本不误或可自圆其说，校本文字虽异，但文义近似、剂量相差不悬殊；或底本不误而校本误者，则不改不注。惟校本之文更佳、或有底本所无者，方予改补

九、凡底本中的异体字、俗写字，或笔画差错残缺，或明显笔误，均径改作正体字，一般不出注。

自序

《周礼》分医为四：有食医、疾医、疡医、兽医，后乃有十三科，而未闻有“走方”之名也。《物原》记岐黄以来有针灸，厥后巫彭制药丸，伊尹创煎药，而未闻有“禁”、“截”诸法也。晋·王叔和纂《脉经》，叙阴阳、内外，辨部候、经络、脏腑之病为最详；金·张子和以汗、下、吐三法，风、寒、暑、湿、火、燥六门，为医之关键，终未闻有“顶、串”诸名也。有之，自草泽医始，草泽医乃世所谓“走方”是也。人每贱薄①之，谓其游食江湖，货药吮舐，迹②类丐；挟技劫病，贪利恣睢，心又类盗。剽窃医绪，倡为诡异。败草毒剂，悉曰仙遗；刳涤魇迷，诧为神授。轻浅之症，或可贪天；沉痼之疾，乌能起废？虽然，诚有是焉，亦不可概论也。为问今之乘华轩、繁徒卫者，胥能识症、知脉、辨药，通其元妙者乎？则俨然峨高冠、窃虚誉矣！今之游权门、食厚俸者，胥能决生死、达内外、定方剂十全无失者乎？则俨然踞高座、侈功

① 贱薄：鲍本作“诃诋”。

② 迹：鲍本作“行则”。

德矣！是知笑之为笑，而不知非笑之为笑也。予幼嗜岐黄家言，性尤好奇[1]。读书自《灵》、《素》、《难经》而下，旁及《道藏》、《石室》；考穴自《铜人内景图》而下，更及《太素》、《奇经》；伤寒则仲景之外，遍及《金鞞》、《木索》；本草则《纲目》之外，远及《海录》、《丹房》。有得，辄抄撮忘倦，不自知结习至此，老而靡倦。然闻走方医中有顶、串诸术，操技最神而奏效甚捷，以此获食[2]。其徒侣多动色相戒，秘不轻授。诘其所习，大率知所以而不知所以然，又多一知半解，鲜有通贯者。以故欲宏览而无由焉，尝引为憾。有宗子柏云者，挟是术遍游南北，远近震其名，今且老矣。戊寅航海归，过予谈艺。质其道，颇有奥理，不悖于古，而利于今，与寻常摇铃求售者迥异。顾其方，旁涉元禁，琐及游戏，不免夸新斗异，为国医所不道。因录其所授，手抄重加芟订，存其可济于世者，部居别白，合予平昔所录奇方，悉依原次，都成一编。名之曰《串雅》，不欲泯其实也，并矫奇而俾归于雅[3]。使后之习是术者，不致为庸俗所诋毁[4]，殆亦柏云所心许焉。昔欧阳子暴利几绝，乞药于牛医；李防御治嗽得官，传方于下走。谁谓小道不有可观者欤？亦视其人之亦善用斯术否也可。

乾隆己卯十月既望钱塘赵学敏恕轩撰

① 性尤好奇：底本无，据鲍本补。
② 以此获食：底本无，据鲍本补。
③ 不欲……归于雅：底本无，据鲍本补。
④ 毁：鲍本作“忌”。

重斠刊串雅内编小引

医学渊源古帝，其书满家。经方脉论，各有专门。彪炳后先，几于充栋。独走方铃医自为一科。习是技者，师师口授，教法相承。大率剽窃前贤绪论，以自为盈缩，或夸神授，或诧僧传。方则多本古人，又不能尽通古人之意，故自古无专书，人亦以卖艺者流薄之。其徒众辄挟此訾食江湖，秘其主使方剂，互为标揭。而乡僻城市随遇疗治，亦往往奇验，比之世为名医，吝骄自大之辈，似又胜之。尝读《仓公传》及六朝《褚生列传》，与近代苏、沈所纪，见证处方亦都暗合，可以见铃串流传，远有端绪，抑亦画山水者，同能不如独胜欤！同里赵恕轩先生纂《串雅》一书，盖尝遇铃医之贤者，不私所得，悉以授之。先生删其眩异繁缛，参以秘笈所藏，归之雅正，勒为成书，其用心亦孔厚矣！咸丰初，为余杭某君刊行，未及流布，遽毁于庚辛之难，人间仅有存者。徐侍郎颂阁先生，乙酉春来杭州，从丁氏八千卷楼假归，录副以去。濒行，属余刊印，以公同好。因乞吴君平格庚生补注，条系于后。平格邃于医，其所注悉有依据，足以增益是书。若剞劂之资，则镇洋瞿太守永嘉任之。以广医药之一家，不必神其说于龙宫三十方也。

光绪庚寅仲夏仁和许增迈孙识

凡　例

——是编分内外二种，首列其要，次及其余。合之则诸法毕备，分之仍各有妙用，弃俗从雅，庶览者得有流别，知所先后，则近道矣。

——医方必分症类次，兹则从法集方。有一病而诸门俱入者，以其各有治法，故不以类聚，不欲紊其成法也。

——柏云手抄有《市语宗派神用运技》一卷，言多不经，启后人渔利之私，急为芟削，间采一、二入绪论中，以广闻见。

——顶、串、截为走医三大法，以譬三才也。末流辄妄定成数，有九顶、十三串、七十二截等目，每自夸于人，辄曰：某某得几顶、几串、几截。其法甚秘，云罕有全知者。不知以类统计，宁止区区者。余因尽发其秘，非欲矜己之长，良由济世一端，多多益善也。外有九种、十三根等法，能拔骨髓诸毒；然不肖疡科，每窃以取利，种毒留根，变小成大，实则为利浅而受害深，宁弃而不录。

——禁法之大，莫如水法，次则祝由。兹录其小者，绝扰屏器，均无妨于大雅。其有近于巫、觋所为者，概在所摈。

——方用单行，奏功最捷；药有制品，取效更神。针灸，辅药力所不及也。故列药外；百物，又推恩所宜及也，故列医外；奇病所以备其法，药戏所以备其趣。皆以神妙，用而奏厥功也，因并存之。

——药品尚真，奚录伪焉？曰：所以著奸也，知其术始不受其愚，而作伪者更无以巧取厚利，殆犹删《诗》不去郑、卫之意。矧其中有可用者，若假象皮膏之收口，假乳香之定痛，著效更捷于真，亦方术所不废也。至若蒙汗、麻沸等方，予皆有之，而不备录者，恐易以启奸，且已列睡圣、整骨诸术矣，何多赘焉！

——取虫为走医第一要法，而选元尤有起死回生之术。无此二门，则无由见神，故兼存不废。

——是书初著，尚有灵穴经、奇脉经、灵草经、识症论、变症论，及阳取阴取、隔二隔三诸法，当另为一编以问世。

——是书采录得于柏云手抄者十之三，《百草镜》、《救生海》者十之三，《养素园》及江、闽方本者十之三，其一则传于世医者，悉汇而成帙。盖筌蹄由始，例得并志焉。

——丸散云刀圭者，分方寸匕之一准，如梧桐子大也。方寸匕者，作匕正方一寸，抄散取不落为度。五匕者，即今五铢钱边五字者，抄之不落为度。一撮者，四刀圭也。匕，即匙也。

按：恕轩先生原订有内、外二编，凡例所论，总内、外而言之。兹所刊者，惟《内编》四卷。如水法、祝由、药外、医外、药戏、取虫、选元诸条，皆《内编》所不载。今年正月，从越中藏书家觅得《外编》，如获拱宝。匆次不暇细校，录付仍嘱吴君平格补注，行将以次开雕，以公同好。

光绪庚寅五月望迈孙识

绪 论

负笈行医，周游四方，俗呼为走方。其术肇于扁鹊，华佗继之，故其所传诸法，亦与国医少异。治外以针刺、蒸、灸胜；治内，以顶、串、禁、截胜。取其速验，不计万全也。

手所持器，以铁为之，形如环盂，虚其中窍，置铁丸，周转摇之有声①，名曰虎刺。乃始于宋·李次口。次口，走医也。常行深山，有虎啮刺于喉②，求李拔之。次口置此器于虎口，为拔其刺。后其术大行，名闻江湖。祖其术者，率持此器③以为识，即名“虎刺”云。《三才藻异》作虎撑。

手所持药囊，曰无且囊，云秦无且所用者。针曰铍针。有小袋，曰罗星袋。有小尺，曰分脉尺。有药点之镜，曰语魅。有马口铁小筒，用以取牙，名曰折脆。所作伪药，皆曰何兼。市草药，曰夹草。持竿布，卖膏药，曰货软。作道妆僧服，曰游方。用针，曰挑

---

① 虚其……有声：底本无“窍”、“有声”3字，据鲍本补。

② 喉：原作口，鲍本作“喉”，义长，因改。

③ 器：原无，据鲍本补。

红。用刀，曰放红。撮痧，曰标印。艾火，曰秉离。水调，曰填冷。与人治病，曰打桩。两人合治，曰拢工。共分酬金，曰破洞。赚人财帛，曰捞爪。脱险，曰出洞。如此之类，不能悉载，略举一二焉。

走医有三字诀：一曰贱，药物不取贵也；二曰验，以下咽即能去病也；三曰便，山林僻邑，仓卒即有。能守三字之要者，便是此中之杰出者矣。

走医①有四验，以坚信流俗：一取牙，二点痣，三去翳，四捉虫。四者皆俱凭药力。又手法有四要：用针要知补泻，推拿要识虚实，揉拉在缓而不痛，钳取在速而不乱。志欲傲，礼欲恭，语欲大，心欲小。持此勿失，遂踞上流②。

药上行者皆曰顶，下行者皆曰串，故顶药多吐，串药多泻。顶、串而外，则曰截。截，绝也，使其病截然而止。按：此即古汗、吐、下三法也。然有顶中之串，串中之顶，妙用药更元妙，用意入神，则又不可以常格论也。

药有常用之品，有常弃之品，走医皆收之；病有常见之症，有罕见之症，走医皆习之。故有二难，曰“用药难，识症难”。非通乎阴阳，察乎微妙，安能使沉疴顿起，名医拱手？谁谓小道不有可观者欤！然则今之煦煦然惟利是求，言伪而辩者，开方则笔似悬槌，临症则目如枯炭，直谓之医奴可耳！此走医之罪人也。

---

① 走医：鲍本作“走方”，下文多同，不改。

② 遂盘上流：鲍本作“即为老宿”。

药有异[1]性，不必医皆知之，而走医不可不知；脉有奇经，不必医尽知之，而走医不可不知。用奇乘间，一时之捷径也；得心应手，平日之功用也。古人出则行道，入则读书。盖医学通乎性命，知医则知立命。而一切沴戾，不能中之，可以却病延年。否则己身之厄不能免，又焉能救人之危耶？

医本期于济世，疾能治则治之，不必存贪得之心。近率以医为行业，谓求富者莫如行医之一途。于是朋党角立，趋利若鹜。入主出奴，各成门户。在延医者每以病试医，在为医者又以药试病，彼此茫然，迄无成效。幸而偶中，则伪窃标榜。走医之术，类聚既非；乡里论道，罕见精微。惟各挟一长，以遨游逐食。忌则相贼，合则相呼，如雀隼之交，欢讪莫定。有如此者，勿读吾书！

药有最验者，曰丹头，即劫剂是也。病除后，必不可再用。走医多挟此以博效，人每诧为神奇绝。病后再求余药，则授以丸药，谓可除余疾也，辄索高价[2]。不知此即药肆中所弃之根渣，不论寒、热、温、和，概[3]取而剉制之为丸。以贱售而贵取，所谓"捞爪"是也。有似此者，勿读吾书！

医者意也，用药不如用意。治有未效，必以意求。苟意入元微，自理有洞解，然后用药，无不立验。今

① 异：鲍本作"奇"。

② 辄索高价：原无，据鲍本补。

③ 概：原作"辄"，鲍本作"概"，义长，因改。

则每恃祖方为长技，用而偶验，则留根不除，俟再发而再获也。用而不验，则率用猛毒之药以攻之，所谓下杀手也。在实症或间有转机，而虚损之人不且立毙乎？彼不知全在平日用心之讲求也。若终岁群居科诨，入市招摇，贪饕沉酗[①]，不知潜心理道者，勿读吾书！

截法中有点金药、拦江网、八面锋。如鲫鱼霜、中分散、截骨、移毒，皆点金药也；黄鹤丹、青囊丸，皆拦江网也；兑金、鲤鲮，皆八面锋也。俱不可不知。

走医于内科有变病法。如约[②]脾丸中之用木瓜露，以闭溺窍；掩月散中之用鲤脊鳞，以遮瞳神；取贝母中之丹龙睛，以弛髓脉；剔刺猬中之连环骨，以缩骨筋。外科则用白朱砂以种毒，蛇蕈灰以种疮，即九种十三根之类。更有合扁豆膏以留疟，曼陀酒以留癫；甚则醉兽散之可以病马牛，金针丸之可以困花木。种种不仁，愈降愈甚。良由操技不精，欲借此遂其罔利之心耳！余[③]书虽尽删其法，而不能尽绝其传也。故述其大概，使后来者知所免焉。

以上十二条从丁氏八千卷楼所藏抄本补入。所论确有见地，且举其弊而胪列之，足为殷鉴。实不忍使其湮没不传也。

迈孙再识

---

① 酗：原作“凶”，鲍本作“酗”，义长，因改。
② 约：原作“药”，鲍本作“约”，义长，因改。
③ 余：原作“此”，鲍本作“余”，更合原义，因改。

目录

串雅内编

---

[1] 门：鲍本无此字。考虑凡例曾提到取虫、选元，“无此二门”，则分门当亦属原例，故存。

目录

单方 杂治门

单方 奇病门

目录

串雅外编

串雅

内编

串雅内编卷一

钱塘赵学敏恕轩纂辑
钱塘吴庚生平格补注

截药 总治门

黄鹤丹 乃朱衣翁在黄鹤楼所授，故名。

香附一斤 黄连半斤 洗晒为末，水糊丸如梧子大。如外感，葱姜汤下；内伤，米汤下；气病，木香汤下；或沉香，或木香，随时酌用。血病，酒下；痰病，姜汤下；火病，白滚汤下。余可类推。

青囊丸 乃邵应节真人祷母病，感方士所授。

香附略炒，一斤 乌药略泡，五两三钱 为末，水醋煮，面糊为丸。随证用引。如头痛用茶下，痰气姜汤下，血病酒下之类为妙。

按：飞霞子韩懋昔游方。外治百病，男用黄鹤丹，女用青囊丸。此二药乃游方之祖方也。

庚生按：编中所载各方，用之得宜，奏效自捷。然须详审病人体质之虚实，症之寒热，慎勿妄投致误！

鲤鲮丸 治一切无名肿毒，治瘰疬尤效。

归尾五钱　大黄　荆芥　桔梗　乳香炙　没药炙，各二钱　黄芩　连翘各三钱　防风　羌活各二钱五分　全蝎一[1]钱　蝉退二十个，去头　僵蚕二十五条　牛皮胶一两，土炒　雄黄七分　金头蜈蚣四条，去头足　分作四样法制：一条用姜汁搽，焙干；一条用香油搽，焙干；一条用醋搽，焙干；一条用酥搽，炙。再用穿山甲四两，亦作四制：一两用红花五钱煎汤煮，焙干；一两用牙皂五钱煎汤煮，焙干；一两用紫草节五钱煎汤煮，焙干；一两用苏木五钱煎汤煮，焙干。

上药共为细末，用真米醋打糊为丸，每丸重一钱二分。朱砂一钱五分，共为衣。瓷瓶收贮，内用麝香五分以养之。每服一丸，滚酒送下。未成内消，已成出脓，神效异常。

蜜犀丸　治半身不遂，口眼㖞斜，语言不利，小儿惊风抽搐等症。

槐花炒，四两　当归　川乌　元参炒，各二两　麻黄　茯苓乳拌　防风　薄荷　甘草各一两　猪牙皂角去皮、弦、子，炒，五钱　冰片五分，另研

先以前十味研细末，后入冰片和匀，蜜丸樱桃大。每服一丸，小儿减半，细嚼，清茶送下。

庚生按：小儿惊风有急慢之别，二者判若天渊。古今方书每混合不分，殊不知急惊属火、属痰、属实者多，慢惊属风脾虚生风、属寒、属虚者多。此方内有川乌、牙皂、麻黄、冰片诸品，辛燥升散，开窍祛风。投

---

① 一钱：鲍本作“六钱”。

之急惊，恐小儿稚阴稚阳，难禁耗散；惟内有实火、实痰者，尚可无害。倘误施之慢惊脾虚生风之症，恐下咽立毙矣。慎之！慎之！

普济丹 治一切瘟疫时气、恶寒发热、昏迷头痛等症。

制大黄一两五钱 生大黄一两五钱 僵蚕三两 生姜汁捣糊为丸，重九分、七分、五分，凡三等。遇瘟疫时症，取无根井华水服之即平旦井中取起第一汲之水服之，视病人之老幼强弱，为多寡之准。

蓬莱丸 治男妇老幼一切感冒，瘟疫时症。大人一丸，小儿、孕妇及吐血虚人，只服半丸。

苍术八两，米泔浸透，陈壁土炒 半夏姜汁制 柴胡 黄芩 厚朴姜汁炒 广皮 枳实炒 羌活 苏叶 木通各四两 山楂炒 莱菔子炒，各六两

上药共为末，鲜荷叶煎汤，和药晒干，加神曲六两，打糊为丸，重三钱。朱砂五钱，雄黄一两，研末为衣。头骨痛发寒热，葱姜汤下；咳嗽痰喘，姜汁汤下；中暑，香薷扁豆汤下；疟疾，姜汁冲服；红白痢，木香槟榔汤下；霍乱吐泻，藿香砂仁汤下；腹痛水泻，赤苓车前子汤下；饱闷，陈皮木香汤下；不服水土，广藿香汤下；山岚瘴气，蛊毒虫积，槟榔汤下；不识病原诸症，白滚水下。大人一丸，小儿、孕妇及吐血虚损人半丸。服药后，忌食生冷面食。

发汗散 此路途救急神方，专治一切感冒风寒。行旅之人如能备带，随时施济，功德莫大。

绿豆粉 麻黄去根节 甘草 各等分[①]，为极细末，用无根水[②]半茶杯，调服一钱，即时汗出自愈。

庚生按：此古方诸葛解甲散也。加入甘草一味，更为妥善。惟服时须量强弱加减，壮者钱半，次者一钱，十岁以下用五、六分。不用盖被，其汗立出，然不及椒杏丸方，尤为平和。方列后 杏仁三十一粒 白胡椒三十一粒 共捣为末，生姜汁为丸，握手心中，一时自然汗出。伤寒用此，于虚损人尤宜。

松梅丸 健脾补中，强筋润肌，大能益人。

用松脂，以长流水、桑柴火煮，拔三次；再以桑柴灰淋汁，煮七次，扯拔七次；再以好酒煮二次；仍用长流水煮二次，以色白味不苦为度。每一斤入熟地黄末十两，乌梅末六两，蜜丸如梧桐子大。每服贰、叁钱[③]，空心盐米汤下。

仙桃丸 治手足麻痹，或瘫痪疼痛，腰膝痹痛，或打扑伤损闪肭，痛不可忍。

生川乌不去皮 五灵脂各四两 威灵仙五两 洗晒为末，酒糊丸如梧桐子大。每服七丸至十丸，盐汤下。忌饮茶。此药常服，其效如神。

庚生按：此即古方乌龙丹，以威灵仙易麝香耳。风痹诸症，虚实参半，不可不慎。如治跌扑伤闪，及有风邪、有瘀血者为宜，然亦不可多服、久服。

---

① 各等分：鲍本作“各一两”。
② 无根水：鲍本作“冷水”。
③ 贰叁钱：鲍本作“七十丸”。

兑金丸[①] 有黑白二种药，共十四两。

白丑黄者，二两，去壳，磨极细末 大黄 雄黄各二两 川连三钱 胆星 神曲各五钱 黑丑黑者，二两，去壳，磨极细末 虾蟆极大者，用一具，须要黄者，用银罐入内，将油盏盖住，铁丝扎好，外用炭火煅出黑烟至黄烟为度，放地上冷透，出火毒，劈开如墨黑者良。如小者，用两具。五月五日午时煅 青黛二两 石膏 滑石各一两 胡连三钱 神曲五钱

上二种丸药俱用生研，水法为丸如米粞大。每岁各一丸，匀服，蚤晚每进一次。

余粮丸 治肿胀，并脱力劳伤。

皂矾八两，用红醋二茶杯，煅至通红色，放地上出火毒 余粮石四两，醋煅七次 砂仁四钱，姜汁炒 白豆蔻四钱，炒 厚朴四钱，炒 广皮三钱 干漆一两，炒，以烟尽为度 白芷二钱 铁梗茵陈[②]五钱 海金沙一钱 川贝二钱 益母草一钱 广木香二钱 地骨皮二钱 各为细末，以黑枣捣烂为丸。如缓症，日[③]服七分，夜服八分；重症，每服二、三钱。以好酒下之。

此方不独治肿胀，如妇女干劳、产后朝凉暮热[④]，男妇翻胃、噎膈、腹痛，小儿喜吃泥土、生米等物，及积年黄疸诸症。极重者，服至六两，必能全愈。孕

---

① 兑金丸：原脱，据鲍本补。绪论云：“兑金、鲤鲮，皆八面锋也”。足见此方颇为有名。

② 铁梗茵陈：鲍本于“铁梗”下有“一钱”2字。考铁梗茵陈乃玄参科阴行草，干后茎、根变黑，故有铁梗、铁杆之称。故鲍本“一钱”当衍。

③ 日：鲍本作“朝”。

④ 不独治……暮热：原仅作“并治”2字，据鲍本补。

妇忌服。此药服后，终身忌食河豚、荞麦。虚损之人忌用。

八仙丹 治小儿百病[①]。此方以巴霜为君，体质热者勿服。

巴霜一钱 朱砂五分 郁金五分 乳香二分 没药三分 沉香五分 木香四分 雄黄六分

上药为末，滴水为丸，如粟米大。每服二、三丸。随宜引[②]：惊痫抽搐，赤金汤下；潮热变蒸，灯心汤下；伤风伤寒，姜汤下；痰涎壅塞[③]，姜汁竹沥汤下；食积肚痛，山楂麦芽汤下；疟疾，灯心竹叶麦芽汤下[④]；痢疾泄泻，姜汁冲开水下。

花蕊石散 治一切金刃箭镞伤，及打扑伤损。狗咬至死者，急以后药掺伤处，其血化为黄水，再掺便活，更不疼痛。如内损，血入脏腑，煎童便，入酒少许，热调后药一钱，服之立效。牲畜抵伤，肠出不损者，急纳入，用桑皮线缝之，掺药，血止立活。妇人产后，败血不尽，血晕，恶血奔心，胎死腹中，胎衣不下致死，但心头温暖者，急以童便调服一钱，取下恶物如猪肝，终身不患血风血气。若膈上有血，化为黄水，即时吐出，或随小便出，甚效。

硫黄四两 花蕊石一两 并为末，拌匀。用瓦罐一个盛之，泥封口，焙干。安西方砖上，砖上书八卦五行

---

① 治小儿百病：鲍本作“家传秘方，不拘小儿，百病皆治”。
② 随宜引：原无，据鲍本补。
③ 壅塞：鲍本作“齁𪘏”。
④ 疟疾……汤下：原无，据鲍本补。

字，用炭十六两簇匝，从巳、午时自下生火，煅至炭消，冷定，取出，为细末，瓷瓶收用。

三黄丸[①] 疗男子五痨七伤，消渴，不生肌肉；妇人带下，手足寒热。泻五脏火。

春三月：黄芩四两 大黄三两 黄连四两 夏三月：黄芩六两 大黄一两 黄连七两 秋三月：黄芩六两 大黄三两 黄连一两 冬三月：黄芩三两 大黄五两 黄连二两 三物随时合捣，下筛，蜜丸乌头大。米饮，每服五丸，日三。不知，增至七丸。服一月，病愈；久服，走及奔马。人用有验。忌猪肉。

紫阳真君塞鼻丹

沉木[②]乳没四味香，牙皂荜拨大良姜。官桂细辛各等分，巴豆川乌好麝香。又加雄黄朱砂等，血竭硇砂共赞[③]勷。丸作一粒指头大，呼吸鼻气病离床。心疼肚痛塞鼻孔，臌胀痧气不须忙。水泻痢疾时间住，牙痛见了笑一场。赤白痢下俱痊可，浑身疼痛即安康。紫阳真君无虚语，妙药传世普八方。若将一粒随身带，途中有[④]病亦无妨。

神仙太乙膏[⑤] 治一切痈疽疮毒，已、未成溃者。

---

① 三黄丸：原无，据鲍本补。

② 木：原作“香”。鲍本作“木”。本句有“四味香”，当指沉香、木香、乳香、没药。故改。

③ 赞：原作“裹”，鲍本作“赞”，义长，因改。

④ 有：鲍本作“百”。

⑤ 神仙太乙膏：此方底本专于敷贴，鲍本则外治、内服兼用。方内括号中文字即鲍本所有，底本无。

如治发背，先以温水洗净，软绢拭干，将膏用红布[①]摊贴。（更为丸，冷水送下。血气不通，温酒下；赤白带，当归酒下。咳嗽及喉闭、缠喉风，并用新绵裹，置口中噙化。）如治瘰疬，用盐汤洗净，摊贴。一切风赤眼，捏作小饼，贴太阳穴，（更以山栀汤下。打扑伤，外贴、内服，橘皮汤下。）腰膝疼痛，贴患处，（盐汤下。吐血，桑皮汤下。以蛤粉为衣，其膏可收十余年不坏。又治瘰疬，并用盐汤洗贴，酒下一丸。杨梅疮毒，溃烂尤效。）妇人经脉不通腹痛，（甘草汤下，并摊贴之，经行痛止），贴脐口。一切疥疮，用麻油煎滚，和膏涂之。虎犬蛇蝎伤、刀斧伤，亦贴患处[②]。

元参　白芷　当归　赤芍　肉桂　大黄　生地各一两　麻油二斤，入铜锅内煎至黑，滤去渣，入黄丹十二两，（炒紫色，倾缸内。用滚水一桶泡之，再汲凉水满缸，用棒常搅，浸一宿，去水再炒。如前二次，方研令极细。）再煎成滴水，手捻软硬得中，即成膏矣。肿毒跌扑疼痛，加乳香、没药。煎油时，应加槐、桃、桑、柳嫩枝各一两。

附制丹法：黄丹先炒紫色，倾入缸内。用滚水一桶泡之，再汲凉水满缸，用棒常搅，浸一宿。去水再炒，如前二次，研令极细。用甘草二两，薄荷、防风、红花各五钱，同煎收干尤妙。

人龙丸[③]

人龙二十一条　熟地五钱，蒸透　川连六分，炒，研末

---

① 红布：鲍本作“绯帛”。同物而名异。

② 贴患处：鲍本作“可服贴”。

③ 人龙丸：鲍本无。

莱菔子一钱五分，研末　大红枣三十枚　藕粉一两五钱

上药先将人龙用真童便洗净，勿破。用阴阳瓦焙干，研末。红枣于饭锅上蒸熟，去皮、核。将人龙、川连、莱菔子、藕粉共研细末，以熟地、红枣同捣烂，糊丸如梧子大。初服七丸，开水吞下，逐日加二丸，加至念一丸止，不得再加。一料服毕，诸病自愈。按：此方见毛达可《济世养生集》，屡用获效，诚妙方也。

截药 内治门

通真子救苦丹[①] 治大人小儿感冒伤寒。

麻黄去根节，洗净，晒干，四两，研极细末，温水浸，用细布取汁，余渣再捣再浸取汁，必要洁净细腻为上　甘草炙，去皮净，研极细末，四两，以凉水浸，照前取汁　赤芍一两，研极细末，温水浸，照前取汁　升麻微炒，一两，研极细末，凉水浸，照前取汁　朱砂一两五钱，研极细，水飞　雄黄一两五钱，研极细，水飞　当归二两，研极细末，温酒浸，取汁　人参去芦净，研细末，一两，温酒浸，取汁　柴胡去芦，研细末，一两，温水浸，取汁　细辛五钱，研细末，温水浸，取汁　枳实去心，研细末，五钱，温水浸，取汁　春夏加石膏五钱，水飞　秋冬加枝皮五钱，研细末，温水浸，取汁　此药体有厚薄，味有清浊，故用水温凉而多寡不同。各味浸透，醲酽精细，共合一处，细罗再滤三、五遍，阴干，研细，醋调为丸黍米大。每服一丸，雄黄五

---

① 通真子救苦丹：原无，据鲍本补。下方“半分散”同此。

分研极细，新汲水半盏调雄黄，连药送下。用厚被盖，暖处烧香三寸，汗出即愈。重者，二丸即效。制药用庚申、甲子日，净室中，莫令鸡犬、妇人见之。

半分散 治伤寒头痛身痛，发热恶寒无汗。

雄黄南星半夏，川乌草乌朱砂，再加一味号天麻，姜葱酒调送下。伤寒无汗被盖之，万两黄金无价。上药共为末。每服半分，出汗如神。

治伤寒结胸

瓜蒌一枚，捶碎，入甘草一钱，同煎服之。

食结在胸，非大黄、芒硝、枳壳、槟榔、厚朴之类所能祛逐，必得瓜蒌，始得陷之入于膘中。尤恐其过于泄也，少加甘草以留之；且得甘草之和，不至十分推荡。此变症而用变法，真胜于用正也。

拿疟 黄丹五钱，生用 白明矾三钱，生用 胡椒一钱五分，为末 麝香半分

上药各为末。临发时，对太阳坐定。将好米醋调药末，男左女右，傅于手掌心，外加绢帕紧扎。待药力热，方可行走，以出汗为度。如阴天，以火炉烘脚。此药一料能治三人，年老身弱畏服药者，以此治之[①]。

宣木散 专散肝木中之火，肝火既达，则诸经中之火尽散。

白芍三钱 柴胡二钱 丹皮二钱 元参三钱 麦冬三钱 荆芥三钱 生地三钱 栀子三钱，炒 防风一钱 天花粉二钱 水煎服。

---

① 身弱……治之：鲍本作“怕服药及身弱者用之”。

升阴汤[①]　李东垣制补中益气汤，凡阳虚下陷者以升提，而阴虚下陷者不及，今增之。凡阴虚脾泄，岁久不止，或食而不化，或化为溏泄，以此方主治。方失载

辟瘟丹

以苍术为君，须加倍用。其余羌活、独活、白芷、香附、大黄、甘松、山柰、赤箭、雄黄各等分，为细末，面糊丸如弹子大。黄丹为衣，晒干。焚之，可辟时气。

截头风　治偏正头风，百药不效，一服便愈。此天下第一方也。

香白芷二两五钱，炒　川芎炒　甘草炒　川乌头半生半熟。以上各一两

上药为末，每服一钱，细茶薄荷汤调下。薄荷不得过分。

治头痛　兼治脑疼。

川芎一两　沙参一两　蔓荆子二钱　细辛五分　水二碗，煎八分，加黄酒半碗调匀，早晨服之。一剂之后，永不复发。

鹤顶丹　治痰气结胸，不问阴阳虚实，较胜陷胸、泻心等药。

银朱五钱　明矾一两，同研。以熨斗盛火，以瓦盛药，熔化，急刮下搓丸。每服一钱，细茶入姜汁少许，服之。心上隐隐有声，结胸自散，不动脏腑，不伤真气。明矾化痰，银朱破积故也。

① 升阴汤：原无，据鲍本补。

痰火神方

牛黄　朱砂各一分　冰片五厘　麝香三厘　将虾蟆取胆，和前四味为末碾细[1]。将病人舌尖刺破，用药点上，其痰即时下行，妙。

时行痰嗽　致面目浮肿，终夕不寐。

蚌粉少加青黛，用淡虀水滴麻油数点，调服三钱。

庚生按：此即古方蛤蜊散之类。然用不得法，每易作呕，致药难下咽，不如用蛤蜊散为便。方用蛤蜊壳三、四两洗净，炭火煅焙，不可过性，以烧出气味，炸响为度。取出，放地上出火毒，研细收存。如遇痰火喘嗽之症，取一两分为三服，少吃晚饭，先用稀面和调，捏成丸如黄豆大，用开水将丸两、三口吞下。旋丸旋吞，不可放干。药才下咽，痰即下行。此神方也。

保灵丹　治虫蛊诸毒，并解一切药毒。

大山豆根五钱　雄黄一两　朱砂一两，研净细　黄药子　黄丹　麝香　斑蝥去头、足，各二钱五分　糯米半升，炒黄　川巴豆肥者取肉不去油，二钱五分　续随子生杵研末，二钱五分　赤蜈蚣二条，一生一炙

上药入乳钵，研细末，和匀。端午、重阳、腊日修合，宜避妇人及鸡犬。用糯米汤和丸如龙眼核大，阴干，瓷瓶合收贮。每用一丸，细茶吞服，不得嚼破，须臾毒物即下。药丸、凝血并下，以水洗净，收仍可用。每丸可救三人。

交感丹　治一切名利失意，抑郁烦恼，七情所伤，

---

① 碾细：鲍本作“收贮”。

不思饮食，面黄形羸，胸膈诸症，极有神效。

香附二斤，用瓦器炒令黄色，取净末一斤　茯神去皮，为末，四两

上为细末，炼蜜丸如弹子大。每服一丸，空心细嚼，白滚汤下，或降气汤下。

附　降气汤方：香附五钱，如前法制。加茯神二两，炙甘草一两五钱，为末。点沸汤服前药。

庚生按：此方《医书汇参》中有之。香附用一斤，以长流水浸三日，擦去毛，以姜汁、童便、陈酒、米醋四物各炒一次，焙干，加茯神四两，研细末和匀，蜜丸如弹子大。香附不可近铁器。以上两药分量既配，制法亦佳，较胜于前方也。

降气汤①　虚阳上攻，气不升降，上盛下虚，痰涎壅盛。

苏子一钱五分　厚朴　陈皮　半夏　官桂　前胡各一钱　甘草五分　水二钟，姜三片，煎服。

治尸厥　凡见鬼者，兼治之。

苍术三两，切片　水六碗，煎成三碗。灌之尽，必吐后即愈。

独步散　治心脾气痛。凡人胸膛软处一点痛者，由于气与寒结，或致终身，子母相传。俗名心气痛，其实非也，乃胃脘有滞。以此治之立愈。

香附米醋浸，略炒，为末　高良姜酒洗七次，略炒　为细末，俱各封收。因寒者，姜二钱，附一钱；因气者，附二

① 降气汤：原无，据鲍本补。此汤虽与庚生所附之方同名，然方组不同。

钱，姜一钱；因气与寒者，各等分。和匀，熟米汤入姜汁一匙，盐一捻，调服立止。不过七、八次，可除根矣。

膈气暂开关方

荔枝一个，去核　将蜒蚰一条，放在荔枝肉内，加冰片三、四厘　掺在蜒蚰上，即将荔枝肉裹好，仍放在荔枝壳内扎紧，即令病人含在口内。有冷涎水渗出，可徐徐咽下。俟一时许，蜒蚰已化，亦无水渗出，令病人连壳吐出。只服一次，可以立进饮食，愈四、五月。但不可令病人知之，恐其嫌秽，不肯下咽也。

庚生按：膈症乃情志之病，治疗綦难。予尝以启膈散治愈数人，因录方于下：

北沙参　南沙参各三钱　川贝母二钱　茯苓一钱五分　砂仁壳　广郁金各五分　荷叶蒂二枚　杵头糠一钱　水煎频服，甚效。或加丹参一钱五分，亦可。

又方：用陈年竹蒸架，劈炙为末，加金针菜十条煎服。治酒膈尤验。

又方：初生小鼠新瓦上焙干，为末，陈酒冲服，立效。

起废神丹　治痿症久不效，服之神妙。

麦冬半斤　熟地一斤　元参七两　北五味子一两　水二十碗，煎成六碗。早晨服三碗，下午服二碗，夜半服一碗。一连二日，必能起坐。后改用后方　熟地八两　麦冬四两[①]　元参三两　北五味子三钱　山茱萸四钱　牛膝一两　水十碗，煎二碗。早晨服一碗，晚服一碗。十

---

① 麦冬四两：原无，据鲍本补。

日即能行步，一月之后平复如旧矣。

坎离丸 此药取天一生水、地二生火之意。药虽轻而功用极大，久服必可取效速。先贤王道之药无出于此①。最能生精益血，升水降火，故能治虚损尤验。

全当归全，用好酒浸洗三日，晒干，剉碎 川芎拣极大者，用清水洗净，剉碎 白芍温水洗净，剉碎，用好酒浸一日，晒干，炒赤，以上各四两 熟地黄八两，怀②庆者佳。四两用砂仁制，四两用白茯苓制，同入绢袋，用好酒二壶煮干，去二味，只用地黄，听用 厚黄柏去皮，八两。二两盐水浸，二两酒浸，二两人乳浸，二两蜜浸，俱晒干，炒赤 知母去毛，四两。制与黄柏同

上六味修制明白③，和匀，平铺三、四分厚，夜露、日晒三日夜，以收天地日月之精，日月之华。研细末，用真冬蜜一斤八两，加水半碗，共炼至滴水成珠，再加水一碗，煎一滚，和前药丸桐子大。每服八、九十丸，空心盐汤下，冬用温酒下。

元德膏 治闻雷即昏晕不省人事，此气怯也。

人参 当归 麦冬各二两 五味子五钱 用水一斗，煎至二④升，再以水五升，煎取二升，合熬成膏。每服三匙，白滚汤调下。服尽一斤，闻雷自若。

解恶仙丹 治中恶中痰。

人参三钱 茯苓五钱 天南星三钱 附子一钱 虚损

① 先贤……出于此：原无，据鲍本补。

② 怀：原作“淮”，鲍本作“怀”。地名惟有怀庆府，故改。

③ 修制明白：原无，据鲍本补。

④ 二：鲍本作“五”。

人多加人参，水煎服即苏。按：中恶中痰，有宜用苏合丸、牛黄清心丸等药者，此方即忌用。

治老人不寐

六味地黄丸一料，加麦冬四两，炒枣仁五两，炒黄连三钱，肉桂五钱，当归三两，白芍五两，甘菊花三两，须家园种者　白芥子二两，各为末，蜜丸。每日饭前用白滚水送服五钱，服后吃饭。此方老年人可服至百岁，精力愈健。

安寐丹　治怔忡不寐等症。

人参三钱　丹参二钱　麦冬三钱　甘草一钱　茯神三钱　生枣仁五钱　熟枣仁五钱　菖蒲一钱　当归三钱　五味子一钱　水煎服。

泻火圣神汤　治各经之火。

栀子三钱　白芍五钱　甘草一钱　丹皮三钱　元参三钱　水煎服。心火，加黄连一钱；肺火，加黄芩一钱；胃火，加石膏三钱；肾火，加知母一钱　黄柏一钱；大肠火，加地榆一钱；小肠火，加天冬　麦冬各三钱；膀胱火，加泽泻三钱。

鬼毒风气

独头蒜一枚　和雄黄、杏仁研为丸。空心吞服下三丸，静坐少时，当下毛出即愈。

截酒积[1]　治饮酒过度，头旋恶心呕吐，及酒积停于胃间，遇饮即吐，久而成癖。

雄黄皂角子大，六块　巴豆连皮、油，十五粒　全蝎

---

① 截酒积：原无，据鲍本补。

稍十五条　同研，入白面五两半，滴水丸如豌豆大。将干，入面内炒香。将一粒放水中试之，浮则取起收之。每服二丸，温酒下。

灵宝化积膏　治积滞。

巴豆仁　蓖麻仁各一百粒　五灵脂四两　阿魏醋煮化　当归各一两　两头尖　穿山甲　乳香去油　没药去油，各五钱　麝香三分　松香一斤半　芝麻油五两

除乳香、没药、麝香、松香、阿魏之外，余药俱切片，浸油内三日。用砂锅煎药至焦黑色，去滓。入松香少煎一饭时，再入乳香、没药、麝香、阿魏。然后取起，入水中抽洗，以金黄色为度。煎时以桃柳枝不住用手搅匀，勿令枯。用狗皮摊贴患处，每日以热袜底熨，令药气深入为妙。

庚生按：两头尖并非雄鼠粪，别有是药，非草非木，形类鼠矢而稍大，味辛微苦，出关东等处。或云是虫食树滋所化，或云草木所结之子。近时药肆固不知此物，而医家亦鲜不以为雄鼠粪矣。

烧针丸　此药清镇，专主吐逆。

黄丹不拘多少研细，加去皮小红枣肉捣，和丸如芡实大。每用针签，于灯上烧烟，令病人闭户嗅之。再用人乳汁，吞服一丸。

蚕夌散　治山野人好啮虱，腹中生长，遂成虱癥，久则不治。

用败梳　败篦各一枚，各破作二分。以一分烧灰，以一分用水五升，煮成一升；调服即下出。

截癫　治失心癫狂，其效如神。

真郁金七两　明矾三两　为末，薄糊[1]丸如梧子大。每服五十丸，白滚汤下。

有妇人癫狂十年，有人授此方。初服心胸如有物脱去，神气洒然；再服而苏。此惊忧痰血络聚心窍所致。郁金入心去恶血，明矾化顽痰故也。

回癫汤　治羊癫症，忽然倒仆[2]，作羊马之声，口中吐痰如涌。痰迷心窍，因寒而成，感寒则发也。一剂即愈，永不再发。

人参三钱　白术一两　茯神五钱　山药三钱　薏仁五钱　肉桂一钱　附子一钱　半夏三钱　水煎服。

此症得之小儿之时居多。内伤脾胃，外感风寒，结成在胸膈之中，所以一遇风寒便发旧痰。今纯用补正之药，不尽祛痰，转能去其病根也。若作风痰治之，虽亦奏效，终不能一剂止而不再发。

收呆至神汤　呆病抑郁不舒，愤怒而成者有之，羞恚而成者有之。

人参一两　柴胡一两　当归一两　白芍四两　半夏一两　甘草五钱　生枣仁一两　天南星五钱　附子一钱　菖蒲一两　神曲五钱　茯苓三两　郁金五钱

水十碗，煎成一碗。灌之，彼不肯饮。以一人执其头发，两人握其左右手，以一人托住下颏，一人将羊角去尖，插入其口[3]，一人将药倾药入羊角内，灌之。倘

---

① 糊：原本作“和”，鲍本作“糊”，义长，因改。

② 倒仆：原作“卧倒”，鲍本作“倒仆”，义长，因改。

③ 其口：鲍本下有“一人以手拿住其头”。前文有“一人执其头发”，不当再拿其头。或不须执头发，仅拿住头即可。

或吐出，不妨再灌，以灌完为妙。彼必詈骂，少顷惫困欲睡，听其自醒，万万不可惊动。务令自醒则全愈，惊醒则半愈矣。

逐呆仙方　呆病如痴，默默不言，悠悠如失；意欲癫而不能，心欲狂而不敢；有时睡数日不醒，有时坐数日不眠；有时将已身衣服密密缝完，有时将他人物件深深藏掩；与人言则无语而神游，背人言则低声而泣诉；与之食则厌薄而不吞，不与之食则吞炭而若快。此等症皆由痰气结成，若以寻常二陈汤治之，岂能获效耶？

人参一两　白术二两　茯神三两　半夏五钱　白芥子一两　附子三钱　白薇三钱　菟丝子一两　丹砂三钱，研末　先将各药煎汤，调入丹砂末。先令服半碗，彼不肯服；以炭给之，必欣然服矣；又给之，又服半碗。然后听其自便，彼必倦怠欲卧矣。乘其睡熟，将其衣服、被褥尽行火化，单留身上所服之衣，另用新被盖之，切不可惊醒。此一睡有至数日者，醒来必觅衣而衣无，觅被而被无，彼必大哭。然后又与前药与一剂，必不肯服；即给之以炭，亦断不肯矣。不妨以鞭责之，动其怒气，用有力之人将药执而灌之，彼必大怒，既而又睡去矣。此时必须预备新鲜衣服、被褥等项，俟其半日即醒，心中恍然如悟，必又大哭而病全愈矣。

启迷奇效汤　治癫痫经年不愈者。

人参一两　南星三钱　鬼箭三钱　半夏二钱　附子一钱　肉桂一钱　柴胡三钱　白芍三钱　菖蒲二钱　丹砂末二钱

先将前药煎两碗，分作二服。将丹砂一半调入药中，与病人服之。彼不肯服，即以炭给之，彼必欣然服矣。如索炭，不妨仍与之炭。第二服亦如前法，则彼不若前之欣然矣。令人急灌之，不听；不妨打骂之以动其怒气，怒则肝木火起以生心①，反能去痰矣。

启迷丹 治发厥口不能言，眼闭手撒，喉中作酣声，痰气甚盛。有一日即死者，有二、三日而死者。因素有痰气而发也。

生半夏五钱 菖蒲二钱 菟丝子一两 甘草三分 茯神三钱 皂荚一钱 人参五钱 生姜一钱 水煎服。

起痿神方 治痿症②。

元参一两 熟地三两 麦冬四两 山茱萸一两 沙参三两 五味子五钱 水煎服。

摩腰丹 治寒湿腰痛。

附子尖 乌头尖 南星 朱砂 干姜各一钱 雄黄 樟脑 丁香 麝香各五分

上为末，蜜丸如龙眼大。每次用一丸，用姜汁化开如厚粥，烘热，置掌中，摩腰上，令尽粘着肉烘，绵布缚定，腰热如火方妙。间三日用一丸，或加茱萸、肉桂，更效。

贴腰膏 治腰痛。

生姜一斤，捣汁四两，水胶一两，同煎成膏，厚纸摊贴腰眼甚效。

---

① 以生心：原无，鲍本有，因补。
② 治痿症：原无，据鲍本补。

威喜丸　治男子阳虚，精气不足，小便白浊，馀淋常流，梦寐多惊，频频遗泄；妇人白浊、白带等症皆除。

黄蜡四两　白茯苓四两，去皮，切块，用猪苓二两于器内同煮二十余沸，取出日晒，将猪苓拣出不用猪苓　上以茯苓末熔[1]黄蜡丸弹子大。每服一丸，空心细嚼，津液咽下。以小便清为度。忌米醋等物，尤忌怒气、劳力，并色欲等事。

截臌　治水臌、气臌。

活黑鱼一尾，重七、八两，去鳞甲，将肚破开，去肠，入好黑矾五分，松萝茶三钱，男子用蒜八瓣，女七瓣，共入鱼腹内，盛瓷器中蒸熟。令病人吃鱼，能连茶、蒜吃更妙。药从头上吃起，病从头上先消起；从尾吃起，即从脚上先消起。立效。

庚生按：水臌之症，西人谓为吸液管病是也。盖饮食入胃，胃即生津以化之；既化之后，即有众液管吸其精以生血，吸其粗以润骨，以入肾，而达溺囊为溺吸管一病，血不生，溺不行，而成胀矣。予尝推其理以用药。每于治胀药中，佐以行血通络之品，往往获效。胃中之津，西人谓之啤先，其质如乳，色白味酸。化学家核之，谓有盐强水在内，宜其运化之速也。

又：武林邵氏传一单方，以治气臌、水臌，神效非凡，惟修制非易。好善者预为修合，济人功德无量。

---

① 熔：底本凡当用“熔”字处，每用“溶”，鲍本正确，故据改，下同，不出注。

方用大西瓜一枚　阳春砂仁四两　独头蒜四十九枚　先将西瓜蒂边开一孔，用瓢挖出瓜瓤，只留沿皮无子者。将砂仁及蒜装入，仍用蒂盖好。用酒坛泥以陈酒化开，涂于瓜上，令遍约厚一寸为度。即于泥地上挖一小坑，用砖将瓜阁空，以炭火煅之，须四周均灼。约煅半日，息火，待其自冷。次日打开，取出瓜炭及药，研细，瓷瓶贮之。每服二、三钱，丝瓜络二钱煎汤调服。忌盐一月。百发百中，洵奇方也。每煅一瓜，约用炭二十斤为准。

又方：白茅根一两　赤小豆一两　煎汁频饮，溺畅胀消。

又方：雄猪肚一枚　入蟾蜍一只　白胡椒每岁一粒，按病人年岁为度。囫囵装入肚内　砂仁二钱，同蟾蜍装入肚内　用线扎紧肚口，以黄酒煮化。去蟾药，只食肚及酒，自愈。

蛊[①]臌　小腹作痛，四肢浮胀。面色带红点，如蛊蚀之象；眼下无卧蚕，有微肿之形。此是蛊臌也。

雷丸三钱　当归一两　鳖甲一两，醋炙　地栗粉二两，鲜者取汁一茶瓯　神曲三钱　茯苓三钱　车前子五钱　白矾三钱　水煎服。

血臌　跌闪而血瘀不散，或忧郁而结血不行，或风邪而血蓄不达，遂至因循时日，留在腹中，致成血臌。饮食入胃，不变精血，反去助邪，久则胀，胀则成臌矣。

---

① 蛊：鲍本作"虫"，亦通。本方下文凡"蛊"字，鲍本均作"虫"字。

水蛭三钱，炒黑。大约一两炒黑，取末用三钱　当归二两　雷丸　红花　枳实　白芍　牛膝各三钱　桃仁四十粒，去皮、尖，捣碎　水煎服。一服后下血斗余，再服血尽自愈。

庚生按：此方水蛭一味，太觉猛峻，且此物虽经煅研，见水复活。患臌之人，正气必虚，脏腑必弱，如果贻害，岂非大患？不若改用夜明砂为妥。蚊之吮血，不减蛭虫；夜明砂乃食蚊而化者也，本草称其能下死胎，则其能攻蓄血明矣。

分水神丹　治水泻。

白术一两　车前子五钱　煎汤服之，立效。

疝气神方　其病觉气逆上冲，如有物筑塞心脏，危殆欲死，手足必冷者。服此方三、四剂，即可除根。

硫黄火中熔化，即投水中去毒，研细　荔枝核炒黄，为末　陈皮各等分

上为末，饭丸如桐子大。每服十四丸，酒下，其痛立止。如疼甚不能支持，即减用六丸，不可多。

千金不传韦氏方　治疝气及肾大如斗，日三服，病除。

八角大茴香　青皮　荔枝核各二两　炒黄色，烟尽为度。置土上，以碗覆之，少时取出，研末。每服二钱，无灰酒下，清晨、午后、临睡各一服。

去铃丸　治脾胃虚弱，小肠疝气，甚效。

大茴香二两　生姜连皮四两　同入坩器内淹一周时，慢火炒之，入盐一两，为末，丸梧子大。每服三、五十丸，空心盐酒下。

腹内龟病

诗云：人间龟病不堪言，肚里生成硬似砖。自死僵蚕白马尿，不过时刻软如绵。神效。

返魂丹 治五色诸痢。

零陵香草去根，以盐酒浸半月，炒干，每两入广木香一钱五分，为末。里急腹痛[①]者，用冷水服一钱五分，俟大泻三、四次，用热米汤服一钱五分止痢。忌食生冷[②]。

铁刷丸 治一切痢下初起，服之如神。

百草霜三钱 京[③]墨一钱 半夏七分 巴豆煮，十四粒，研匀 黄蜡三钱 同香油化开，和成丸剂。量大小每服三、五丸，或四、五十丸，姜汤下。按：此方热症忌用。

截泻丸 治一切久泻，诸药无效，服此一服自愈。

黄丹飞过 枯矾 黄蜡各一两 石榴皮八钱，炒 将蜡熔化小铜杓内，再以丹、矾等三味研细末投入，和匀，乘热为丸如绿豆大。空心服五丸。红痢，清茶下；白痢，姜汤下。

宁和堂暖脐膏 治水泻、白痢，神效。孕妇忌贴。

香油一斤，或用麻油 生姜一斤，切片 黄丹飞过，半斤，熬膏摊布贴脐上。或用红药丸。

附 红药丸方：用硫黄三钱，一方不用[④] 母丁香一

---

① 腹痛：鲍本作“后重”。

② 忌食生冷：鲍本作“只忌生梨一味”。

③ 京：原作“金”，鲍本作“京”。据墨之常见名，当以“京”为是，因改。

④ 一方不用：原无，本方下文“独头蒜数枚”后亦无此四字，鲍本有，因补。

钱　麝香三分　加独头蒜数枚一方不用，捣如泥，再入前三味，研匀，和丸如桐子大，以飞过朱砂为衣。

又方：用母丁香四粒　土木鳖一个　麝香一分　研末，唾津为丸如芡实大。纳脐中，外用膏药贴之。亦可治小儿痢尤验。

庚生按：此方治夏秋霍乱转筋，及一切受寒腹痛，极效。予尝以红药丸方，加肉桂一钱，为散。每用二、三分，置脐眼上，用寻常膏药盖之。其症之重者，更以艾火安于膏药面上灶之，或以热茶壶熨之，神效非常。

截水肿　遍身浮肿，以手按之仍起者是。

葶苈四两，炒为末，以红枣肉为丸如梧子大。每服十五丸，桑皮汤下，日三服。人不信，试之立验。或用西瓜烧灰为散，服之亦效。

截黄　治脾积黄肿。

青矾四两，煅成赤珠子　当归四两，酒醇浸七日，焙　百草霜三两，为末以浸药酒，打糊丸如梧子大。每服五丸至七丸，温汤下。一月后，黄去病愈。此方已祖传七世矣。

截痢

木鳖仁六个，研泥，分作二分　面烧饼一个，切作两半只用半饼一片作一窍，纳药一分在内，乘热覆在病人脐上，一时许再换半个热饼。其痢即止，遂思饮食。

加味绿矾丸　治大小男妇黄[1]病。

---

① 黄：原下有“疸”字，鲍本无。考本方药物，以皂矾为主。其效亦不言黄疸消除，故此方所治，与前“截黄”方同，其病当以黄病为正。删“疸”字。

皂矾八两，用面一斤和作饼，入皂矾在内，火煨，以焦为度　苍术　厚朴姜汁炒　陈皮[①]　甘草各八两　川椒十两，去目，炒去汗[②]

上为末，用红枣三斤煮熟，去皮、核，胡桃三斤去壳，同捣烂和药丸桐子大。每服七、八十丸，用温酒吞服。初服时，觉此药味甘美；服至病将愈，便觉药臭矣。大率药四两可治一人。

贴[③]目取翳

鹅不食草捣汁，熬膏，一两　炉甘石火煅，童便淬三次，三钱　旧白瓷器末一钱五分　熊胆二钱　硇砂少许，为极细末，熔成膏，贴在翳上，越宿取下。用黄连、黄柏煎汤，洗净。看如仍有翳，再贴一次。

治泪眼

鲫鱼胆七个　人乳一盏　和匀，饭锅上蒸一、二次。点眼，其泪自收。

仿西洋眼药

猪苦胆取汁，用东丹拌匀，加冰片、青黛各少许，搓成条子治之。能与盘中分墨，市中卖者用此[④]。

二百味花草膏　治目疾。面上[⑤]赤色，两眼流泪，或痛或痒，昼不能视物，夜不能见灯，名为烂弦风。

羯羊胆去其中脂，而满填好蜜，拌匀，蒸之，候干即

---

① 陈皮：鲍本作“新会皮”。

② 去汗：原无，据鲍本补。

③ 贴：鲍本作“点”字。然鲍本的本方用法，又均用“贴”字（如“贴翳上”、“再贴”），故将本方点字改作“贴”。

④ 能与……用此：原无，据鲍本补。

⑤ 面上：鲍本作“两眶”。

入瓶，细研为膏，点之。以蜂采百花、羊食百草，故名。

截障 治眼中胬肉。

蛇蜕一条，约[①]三钱，麻油炒黄色，不可炒焦黑 绿豆三合，炒 砂糖一碗 共煎七分，食远[②]，服之立愈。病二、三年者可治，两服亦愈。

庚生按：蛇蜕须用麻油炒，并择乌梢及菜花蛇为佳，每条约重三钱最妙。须慎择洗净，余恐有毒。予尝以二、三眠蚕蜕治障翳，极效，胜用蛇蜕也。

开聋

小蝎四十九个 生姜如蝎大小，四十九片 同炒，以姜干为度，研末。温酒冲服之，过一、二时辰[③]，再进一服，至醉不妨。次日耳中如闻笙簧声，即愈。十年肾虚聋者，二服亦愈。

庚生按：此方用蝎至四十九枚，过于猛峻，切宜慎用。

耳聋开窍奇方

活鲫鱼一尾，不拘大小，劈开取脑髓，在饭锅上蒸出油来。用茶匙挑，滴入耳内数次，自然开窍，后服补剂以收全功。

庚生按：此方用鱼一尾，取脑，蒸油。予屡试不得其法；即不破开，亦不能出油。或别有制法耶？俟考。

---

① 约：鲍本作“麻油”字。下文庚生亦曰需麻油炒，又曰每条重三钱，综而考之，将“麻油”2字放在“炒黄色”之前。

② 食远：原无，据鲍本补。

③ 过一二时辰：鲍本作“到一、二更时”。

附　补药方

用破故纸　黑芝麻　童便各一斤　火酒二斤

上药四味同煮干，取出晒燥。再将黑芝麻同故纸共炒香，取故纸为末，不用芝麻[①]，以老米醋打糊，为丸如绿豆大。每服二钱，用杜仲三钱，去丝，炒　知母一钱五分　煎汤吞服。服一半即效。

通耳神丹

鼠胆一枚　龙齿一分　冰片一分　麝香一分　朱砂一分　乳香半分　樟脑半分

上药各研细末，用人乳为丸如桐子大。外用丝绵裹之，塞耳深处，至不可受而止。塞三日取出，即耳聪，永不再聋。

庚生按：鼠胆，别本用鼠脑，较胜。盖鼠胆最小，极不易得，不如用脑为良。

喉风闭塞

腊月初一日取猪胆，不拘大小五、六枚。用黄连、青黛、薄荷、僵蚕、白矾、朴硝各五钱，装入胆内，用青纸包好。掘地方、深各一尺，以竹横[②]，悬胆在内，用物遮盖，不见风日。候至立春日取出，待风吹去胆皮、青纸，研细末，用瓶收贮。每吹少许，神验。

庚生按：喉症不一，为害最速，予每以异功丹治之，无不立效。真神方也。

附　异功丹方：斑蝥去翅、足，四钱　糯米炒黄　血

① 同故纸……芝麻：原无，据鲍本补。

② 以竹横：原无，据鲍本补。

蝎　没药　乳香　全蝎　元参各六分　麝香　冰片各三分　共研细末，瓷瓶收贮，弗令泄气。用时以寻常膏药一张，取药末如黄豆大，贴喉外，紧对痛处。阅二、三时，揭去，即起泡。用银针挑出黄水如黑色或深黄色，再用膏药及药末贴于泡之左右。仍照前挑看，以出淡黄水为度。不论喉蛾、喉风、喉闭，一切均可用。惟孕妇忌之。此乾隆丁未乩方也。

吹喉药　治急缠喉风、乳蛾、喉痹。

白矾三钱　巴豆五粒，去壳　用铁杓将矾化开，投豆在内。俟矾干了，取出巴豆，将矾收贮。遇喉痛者，以芦管吹之。此方神验异常，不可忽视。

黑龙膏　治九种喉痹，急喉痹、缠喉风、结喉烂、遁虫、虫蝶、重舌、木舌、飞丝入口。

大皂角四十梃，切碎，用水三斗浸一夜，煎至一斗半。入人参末五钱，甘草末一两，各用末，煎至五升，去渣。入无灰酒一升，釜煤二匕，煎如饧。入瓶，封埋地中一夜。每温汤送服一匙，或扫入喉内，以恶涎吐尽为度，后含甘草片少许。

冰梅丸　治喉痹十八种，俱效。

天南星鲜者二十五个，切片　半夏五十个，鲜者佳，切碎　皂角去弦净，四两　白矾　白盐　防风　朴硝各四两　桔梗二两　拣七分熟梅子大者一百个，先将硝盐水浸一周时，然后将各药碾碎，入水拌匀，再将梅子置水中，其水须透过梅子三指为度，浸七日，取出晒干，又入水中浸透，晒干，以药水干为度。方将梅子收入瓷器，密封之，有霜衣起，愈妙。用时以白绵裹，噙口内，令津液徐徐咽下，痰出立愈。一梅可治三人，不可轻弃。此方极有验，屡试屡效。

中分散 治惊风定搐。

螳螂一个 蜥蜴一条 赤足蜈蚣一条 各中分之，随左右研末，记清。男用左，女用右。每以一匙吹鼻内，搐之右即右定，左即左定。

仙传急风散 治大人中风中痰，服之立效。济人甚妙，不可受谢。

生石膏十两 辰砂五钱

上药共研细末，和匀。大人每服三钱。小儿一岁至三岁，一钱；四岁至七岁，一钱五分；八岁至十二岁，二钱；十三岁至十六岁，二钱五分。用生蜜汤调服，亦屡试屡验者。

庚生按：此方见于《鸡鸣录》，治痰热痉厥即急惊风。如治大人痰厥类中，则须每服三、五钱，亦用生蜜调服，无不验者。

神穴丹 治惊风痫疳。

煅紫色蛇黄四两，煅过 猪屎二两，以泥固，煅过 铁粉一两 朱砂五钱 麝香一钱

共为末，糯米粉糊丸如芡实大，漆盘晒干。细看之，每丸有一小孔，故名神穴。每服一丸，薄荷酒冲服，立苏。如疳热，冷水调服。

陈氏神效小红丸 治小儿一切咳嗽，惊痫发搐，发热齁喘，痰涎上壅，痰厥猝倒等症。

全蝎一两，去刺，洗净，炒 南星一两 朱砂四钱五分 珠子一钱 巴豆霜去油净炒，二钱五分

上为细末，糯米糊为丸如菜子大。周岁者每服五十丸；二周岁者百丸，看小儿大小壮实，用灯心煎汤送服。此吴中陈氏治急惊风秘方也。

稀痘丹

赤豆　黑豆　粉草各一两

上为细末，用竹筒刮去皮，两头留节，一头凿一孔，以药末入筒内，用杉木砧塞紧，黄蜡封固，外以小绳系之，投入腊月厕中。满一月即取出，洗净风干。每一两配腊月梅花片三钱，和匀。若得雪中梅花落地者，不着人手，以针刺取者更妙。急用，入纸封套内，略烘即干[1]。儿大者用一钱，小者五分，俱以霜后丝瓜藤上小丝瓜煎汤调，空心调服。汤宜多饮，忌荤腥。十二日解出黑粪为验。一次可稀，三次不出。每年服一次。

梅花丸　治小儿痘疹。此药实能起死回生。

腊月取梅花，不计多少，阴干有一两。外用当归一钱五分，茯苓一钱，升麻五分，竹茹八分，甘草三分。用水钟半，煎八分，温热时将梅花拌浸一日，取出晒干研末，磁器收贮听用。如男孩病，男用雄鸡一只，吊起左足；女用雌鸡，吊右足。良久将竹枪刺入鸡喉内取血，调梅花末为丸如绿豆大，滚水吞服二丸，即刻见功。如女孩病，用老雌鸡，吊右足取血，照前吞服。此方制好晒干，以瓷器收贮听用，济人万无一失，虽十分

① 急用……略烘即干：原无，据鲍本补。

危险[1]，但略有微气，用滚水送下立愈。只不宜多服耳。

换痘丹　凡痘密如蚕种，周身皮毛一片者，服此方其毒便解，能另发一层好痘，可以起死回生。

犀角一两　梅蕊一两　丝瓜灰一两　雄黄一钱　朱砂二钱　滑石一钱　麝香三分

上为末，用麻黄膏为丸如芡实大。每服一丸，酒浆化下。

钉胎丸　治频惯堕胎，每三、四月即堕者，于受孕两月后服之。

杜仲八两，糯米煎汤浸透，炒，去丝；续断二两，酒浸，焙干为末。以山药五、六两为末，作糊丸如梧子大。每服五十丸，空心米饮下。

治伤寒

糯米粽无枣者，和滑石末砸成锭，曝干，烧炭浸酒，去炭，热饮之。七日内者，即汗；七日外者，次日汗。

千金硝石丸　止可磨块，不令困人，须量虚实。

硝石六两　大黄八两　人参　甘草各三钱[2]

上为细末，以三年陈苦酒三升置器中，以竹片作准，每酒一升作一刻。先入大黄，不住手搅，使微沸，尽一刻，乃下余药，又尽一刻，微火熬，便可丸桐子大。每服三十丸。服后下如鸡肝、米泔、赤黑色等物，

① 十分危险：鲍本作“小儿临危，任是”。
② 钱：鲍本作“两”。

即愈。下后忌风并生冷，宜用稀粥调理。

珍珠滚痰丸 治小儿痰塞心胸，服之立效。

半夏五十粒 巴豆三十粒 去壳，同半夏煮，待半夏熟烂，取出巴豆，止用半夏。烘干为细末，米糊为丸如菜子大，朱砂为衣，晒干。用萝卜汁吞服七丸，大人倍之。

庚生按：此方治痰极有效。癫痫、痰厥及喉闭之属，有痰者均可用。

接骨仙桃草[1] 叶如石榴，实如桃子，内有小虫。取实，连虫用。金橘核 福橘核 毕澄茄各等分 为末，用砂糖糊丸绿豆大。专治肝气、胃气、小肠疝症。每晚服一钱许。至重者，两服断根。

三阴久疟立止神方

常山苗六钱 乌梅三钱 陈皮 槟榔 制首乌 酒炒归身各二钱 法半夏 川桂枝各一钱 丁香十粒 生姜二片 红枣五枚

上药在临发前两时辰煎服，或吐或泻，其病自愈。倘一剂未能全愈，再服一剂，无不立止。真神方也。

庚生按：疟疾缠绵，往往致败。古方每用草果、常山，以取速效，殊非善法。上元张立侯口传一方：用常山二、三两为末，鸭蛋七枚，同药末入砂锅煮极热。病发时取蛋握于手中，冷即更换，仍将握过之蛋再煮再握，俟疟止方住。下次发时，照前煮握，二、三次后，

---

① 接骨仙桃草：该草及下列之方原无，据鲍本补。该方似脱方名。

即可止矣，不伤元气，大可用也。

又方：常山一两，黑豆一合，同煮。捡去常山，专食豆，亦效。

又方：旱蓬草捶碎，男左女右，置手寸口上，以钱压之，用带扎定。良久起一小泡，谓之天炙，其疟亦止。

串雅内编卷二

钱塘赵学敏恕轩纂辑
钱塘吴庚生平格补注

截药 外治门

散毒仙丹 治疮疡。

银花二两[①] 生甘草 当归 蒲公英各一两 黄芩一钱 乳香一钱

上乳香研末。先将银花等五味，用水五碗煎成一碗，将乳香末调服，神效。

消毒散 治痈疽疖毒，及初生多骨疽。

大黄一两 芙蓉叶一两，晒干，为末 麝香 冰片各三分 五倍子一两 藤黄三钱 生矾三钱

上药为末，米醋调成如厚糊，涂于多骨疽之四周，中留一穴如豆大，以醋用鹅翎不时扫之，一日夜即内消。若不扫之，虽涂亦无益。其余痈疖，亦以此药敷之，极神效。

---

① 二两：原无，据鲍本补。

庚生按：多骨疽属阴者多，初起往往不疼不痛。此方只宜于痈疖等阳毒，但不可施之阴症，似于多骨疽不甚相宜。

阴阳黄 治发背、痈疽、疔疮、恶疖，一切无名恶疮肿毒，焮热疼痛，初起未溃者。

锦纹大黄不拘多少，一半火煨熟，一半生用 甘草节等分

上药为细末，每服一匙，空心温酒调下一、二服，以疏利为度。

五毒丹 此方创于疡医公孙知。点一切痈疽，无不神效。

丹砂养血益心 雄黄长肉补脾 矾石理脂膏，助肺 磁石通骨液，壮肾 石胆治筋滋肝

上药各等分，入阳城罐，盐泥固济，升炼，取飞霜用

发背膏药 此方甚奇，以千金得之，用无不效。

滴乳香四两，箬包，烧红，用砖压出油 净没药四两，照前式去油 鲜油血竭四两 白色儿茶四两 上好银朱四两 杭州定粉四两 上好黄丹四两 上铜绿三钱

以上药俱各另碾至无声为度，筛极细末，拌匀。临时照所患大小，用夹连泗油纸一块，以针多刺小孔，每张用药末五钱，以真正麻油调摊纸上，再用油纸一块盖上，周围用线将二纸合缝好，贴患处，用软绢扎紧，自然止痛，化腐生新。过三日将膏揭开，浓煎葱汤，将患处洗净，软绢拭干。再将膏药翻过，用针照前多刺小孔，贴之。因药品甚贵，取其可得两面之药力也。无火之人，内服十全大补汤；有火之人，减去肉桂、姜、枣。按日煎服，兼以饮食滋补，无不取效。至重者用膏

二张，百无一失。

庚生按：此方破溃后用之最效。若未溃、未出大脓，非所宜也。

大黑虎膏 痈疽发背，跌扑损伤，折骨疔疮，皆可治之。

白芷 大黄 黄连 白及 白蔹 黄芩 木鳖 黄柏 羌活 独活 金毛狗脊 杏仁 当归 芍药 川芎 肉苁蓉 生地 前胡 肉桂 柴胡 荆芥穗 黄芪 连翘 防风 蓖麻子 乳香 没药 血竭以上各一两 樟脑 血余各四两 香油三斤 飞丹一斤 麝香五钱 槐柳枝各二两

上飞丹[①]、乳香等细药另研听用。余药入油，熬黑枯色，滤去渣，再熬，以滴水不散为度。入飞丹，以槐枝不住手搅之，入水和软，不断不黏，即住火。入乳香、没药、血竭三味，次入樟脑、麝香，搅匀收用，摊贴。

按：蔡月笙家有紫玉膏方，治一切疑难外症，无名肿毒。未破者即可渐消，已破者拔毒收功。用白及、白蔹、商陆、当归、独活、羌活、赤芍、蓖麻子、马钱子、大黄各一两，血余一大团须用男子发，浸入麻油二斤，文武火熬至药枯焦为度。用细绢将药渣漉出，再将油入锅内，熬至一斤，入黄丹细末半斤收用。此方价廉而神效，附录以备采用。有心济世者，宜随时照方法制，以备缓急，费不多而获效最溥也。

---

① 飞丹：原无，据鲍本补。

一笔消

雄黄二两　麝香三钱　藤黄一两　人中白五钱　朱砂二钱　蟾酥一两　白及二钱　生白蔹二钱

上药共研末，用广胶三钱烊化，和药末为锭。用时磨药，以醋水涂之[①]。

移毒丹　凡毒在紧要处，移在他[②]处，庶不伤命。

地龙装在经霜丝瓜内，煅枯焦，连瓜为末，每末三钱，加　麝香二分　乳香　没药各五分　雄黄一钱　蟾酥一分　黄蜡一两

上药共为末，蜡为丸。每服三分。上部要处，用甘草、桂枝、麻黄煎酒下，即移在左手上而散；如在背上，用羌活、防风、生姜煎汤下，即移在臂上；如下部，用木瓜、牛膝、灵仙、陈皮、独活、生姜煎汤下，即移在足下。极为神效。

大提药方　治对口发背，恶疽初起。围敷四、五日即消。

雄黄　藤黄　真当门子各一钱　朱砂三分　蓖麻子肉三钱　红升药一钱五分。如用一钱，则药缓难效[③]　先将蓖麻子研如泥后，和各药研烂，用瓶罐封贮，弗令泄气[④]。

黄提药方　治一切恶毒。未成者即消，已成者亦能化腐。治疔毒，更妙。

---

① 用时……涂之：鲍本作“遇毒，磨醋水涂之”。按底本本方无主治，鲍本指出“遇毒”，可

② 在他：鲍本作“于闲”，义似更贴合前文。

③ 如用……难效：原无，据鲍本补。

④ 瓶罐封贮，弗令泄气：鲍本此句作：“象牙匣封贮，外用虎皮包好，则不泄气”。

郁金[①] 雄黄各二钱 牛黄 蟾酥 硇砂 麝香 冰片各五分 巴豆肉八钱 蓖麻子肉五钱

上药共研末，捣匀，磁瓶收贮。遇症[②]放膏药上少许，贴之。

白灵药

炉甘石一两 黄连一钱 黄柏 黄芩各二钱

上药将黄连、黄柏、黄芩浸汁，将甘石放倾银罐内烧红，投以药汁，分作九次收干，以甘石烧酥为度。晒干，研细末，加冰片五分，治口碎，点眼最妙，加珍珠少许。治下疳亦验，可生肌长肉。凡有热毒，配三白升药，人乳调敷，立愈。

红升丹 亦名五灵升药。

水银 白矾各五钱 朱砂 雄黄各二钱五分 火硝八钱

上照升药法升之。凡一切无名肿毒，如溃久内败，四边紫色、黑[③]色，将灵药用水调研稀，以鸡毛扫点[④]，肉色立刻红活，死肉即脱去，再上生肌散，即可收功。凡通肠、痔漏等症，将此药以纸卷成条，插入管内七日，其管即随药条脱去。

庚生按：此法即外科一条枪法，不可乱用。近时疡医每见疮疡不收口，动辄指为有管，遂用插药烂化，一而再，再而三，愈拔管，愈不收功，因而成为痼疾者有

---

① 郁金：原作“郁香”，无此药，据鲍本改。

② 磁瓶收贮。遇症：原无，据鲍本补。

③ 黑：鲍本作“黯”，似更合病状。

④ 鸡毛扫点：鲍本作“鸡毛扫于黯肉上”。

之，因而用刀开割、用线扎破者有之。不知脓出之路，即名为管；管者，非真有是物也。予手治外疡不少，从未知拔管、割管之事，而生肌长肉，奏效如常，用特志此，以破世医之惑。至升丹为外科要药，不能不用；然总宜陈至五、七年者方可用，且须少用为妙。如系背疮、及胸腹诸处疮之溃大者，更须慎用。往往有疮未愈，而升药热毒攻入腹内，以至口干喉破者，人多不知也。

白降丹　一名夏冰对配丹。

水银　净火硝　白矾　皂矾　炒白盐各九钱

炼法：上药共研细，至不见水银星为度。盛于新大倾银罐内，以微火熔化，火急则水银上升，防其走炉，须用烰炭为妙，熬至罐内无白烟起，再以竹木枝拨之，无药屑拨起为度，则药吸于罐底，谓之结胎。胎成，用大木盆一个盛水，水盆内置净铁火盆一个，以木盆内之水须及铁盆之半腰为度。然后，将前结成之胎，连罐覆于铁盆内之居中[1]，外以盐水和黄土，将罐口封固，勿令出气，出气亦即走炉。再用净灰铺于铁盆内，灰及罐腰，将灰按平铺，不可动摇药罐，恐伤封口，碰伤亦要走炉。铺灰毕，取烧红栗炭攒围罐底，用扇微扇，炼一炷香，谓之文火；再略重扇，炼一炷香，谓之武火；炭随少随添，勿令间断而见罐底，再炼一炷香，即退火。待次日盆灰冷定，用帚扫去盆灰，并将封口之土去尽，开看铁盆内所有白霜，即谓之丹。将瓷瓶收贮待用，愈陈愈妙。其罐内原胎，研掺癣疮，神效之至。若恐胎结

---

① 之居中：原无，据鲍本补。

不老，罐覆盆内，一遇火炼，胎落铁盆，便无丹降，亦谓之走炉。法用铁丝做一三脚小架，顶炉内，撑住丹胎，最为稳妥。此丹如遇痈疽、发背、疔毒、一切恶疮，用一厘许，以口津调，点毒顶上，再以膏药盖之。次日毒根尽拔，于毒顶上结成黑肉一块，三、四日即脱落；再用红升药数次，即收功。此丹用蒸粉糕，以水少润，共和极匀，为细末，搓成条子，晒干收贮竹筒内，名为锭子[①]。凡毒成管者，即约量管之深浅，将药条插入锭子，上贴膏药，次日挤脓。如此一、二次，其管即化为脓。管尽，再上升药数次，即收功矣。此丹比升丹功速十倍，但性最烈，点毒甚痛。法用生半夏对搀，再加冰片少许，能令肉麻不痛。

庚生按：降丹乃治顽疮、恶毒、死肌之物，万万不可多用、乱用，务宜慎之！

五宝霜 治痈疽、杨梅诸疮等症。

水银一两 朱砂 雄黄各二钱五分 白矾 绿矾各二两五钱

上药研匀，用瓶罐装盛，上盖灯盏盖定，盐泥固济，文武火炼升罐口，扫收。每用三钱，入乳香、没药各五分，酒、太乙膏上，贴之绝效。

庚生按：此方最为神验。

四金刚 治无名肿毒。

当归八钱 黄芪五钱 生[②]甘草二钱 金银花一两

---

① 竹筒内，名为锭子：原无，据鲍本补。

② 生：原作“粉”，鲍本作“生”。生甘草宜于解毒，故改。

用水一碗，陈酒一碗，合煎。空心服。

五虎下西川　治无名肿毒、痈疽发背等症。三日即愈，神方。

穿山甲炙，研　黄芪　白芷　当归　生地各三钱

用黄酒三碗，或酒水各半，煎一碗服之。在头面上者，加川芎五钱；在身上者，加杜仲五钱；在两腿者，加牛膝五钱；在肢臂手足者，加桂枝五钱。

离宫锭　治无名肿毒。

蟾酥　血竭　胆矾　朱砂各三钱　京墨一两　高麝香一钱五分

上药各研末和匀，入糊，研极匀，作箸粗寸长①，搓成锭，晒干。用清茶研敷。

坎宫锭　治一切赤热肿痛，并痔漏诸毒。

京墨　熊胆　胡连　儿茶　牛黄各三钱　冰片一钱　麝香五分②

上药各研末，用猪胆汁加生姜、大黄水浸取汁、酽醋各少许，相对和药为锭。用时以冷水磨浓③，用笔扫涂之，立愈。

铁井阑　治痈疽肿毒。

重阳取芙蓉叶，研末；端午前取苍耳，烧存性，研末。等分，蜜水调涂四围，其毒自不走散，名铁井阑。

代刀膏

桑木灰七钱　矿子灰五钱　荞麦秸灰一两　茄科灰

---

① 研极匀，作箸粗寸长：原无，据鲍本补。

② 分：此据鲍本。原作“钱”，剂量过大，当误，因改。

③ 浓：鲍本作“如墨”。

一两　放锅内，用水五碗，滚十数次，用布袋滤去渣，将水从新[①]用铁杓熬成一小杯，存用。如肿毒数日内有脓不得自破头[②]，将此药在所患顶上画一“十”字，即出脓。诸般大疮有疔角、腐肉不脱者，用此药水洗之即去。又[③]点面上黑痣、雀斑，尤神效。

庚生按：用此破头虽效，然往往内溃太甚，沿烂好肉，不若待其脓足时，以刀针穿破为妙。至用此方洗腐肉，痛不可当，切弗轻用！

生肌散　一名海龙粉。

龙骨　血竭　红粉霜　乳香　没药　海螵蛸　赤石脂各一分　嫩石膏二分

上药研细末，敷上极效。大凡生肌散内，要配红粉霜。若要去腐肉，每一两配入粉霜或三分、五分；如治下疳等疮，每两配一、二分。

开刀麻药

草乌　川乌　半夏　生南星　蟾酥各一钱　番木鳖　白芷　牙皂各三分

上药共为末。临时水调敷，一饭时方开刀，不疼。

庚生按：草乌、川乌宜用尖；半夏宜用生，或胡椒末亦可。用烧酒调，更速。

换皮麻药　凡欲去皮之疮癣，先服此药，使其不知痛苦，然后开刀，掺生肌药。

羊踯躅三钱　茉莉花根一钱　当归一两　菖蒲三

---

① 将水从新：原无，据鲍本补。

② 数日……破头：原缺“数日内”、“自”4字。据鲍本补。

③ 即去。又：原本脱“即去”，“又”作“如”，据鲍本改补。

分 水煎服，一碗即如人睡熟，任人刀割，不疼不痒。换皮后三日，以人参五钱 生甘草三钱 陈皮五分 半夏一钱 白薇一钱 菖蒲五分 茯苓五钱 煎服即醒。

庚生按：茉莉花根务宜慎用，本草言其醉人，每至不醒。

生肌散 兼治割瘤，敷之生皮。凡去皮后敷药末五钱，不但不痛，反能作痒，更奇。

人参一钱 三七根末三钱 轻粉五分 麒麟血竭三钱 象皮一钱 乳香去油，一钱没药去油，一钱 千年陈石灰三钱 广木香末一钱 冰片三分 儿茶二钱

上药各为极细末，以研至无声为度。修合须用端午日，不可使一人见之。

痈疽 凡人痈疽发于背上，或生于头项，或生于胸腹，或生于手足，臂腿腰脐之间，前阴粪门之际，无论阳毒阴毒[①]，一服立消，已溃者即敛。

金银花四两 蒲公英一两 当归二两 元参一两 水五碗，煎八分，空心服一剂，尽化为无有矣。切勿嫌其药料之重，减去分两，则功亦减半矣。

庚生按：此方消散红肿、痈毒、疔疖，及高肿疼痛之症极效，如平塌、麻木、色白之症不可用。

决脓妙法 治痈脓不出。

人乳汁和面，敷之。比晓，脓尽出。不可近手[②]。

---

① 无论阳毒阴毒：原无，据鲍本补。

② 比晓……近手：原无，据鲍本补。

立消散 治便毒痈肿如神。

全蝎炒 核桃去壳、肉，只用隔膜，炒 等分为末。空心温酒调服三钱，午后再服三钱。三日全愈。

灵异膏 治患毒疽不愈者，以此膏贴之即愈。勿用铁锅煎。

防风 栀子 黄芩 苦参 当归 生地 甘草 银花 大黄 海风藤 赤芍 黄柏 连翘 荆芥 白蒺藜 槐枝各二两 何首乌忌铁[1] 白芷 牛蒡子 杏仁 地榆各一两 木通 川芎 山豆根 苍术 独活 羌活 蜂房 蝉蜕 僵蚕 白及 白蔹 麻黄 丹皮各五钱 乳香研末，二两 没药 血竭 螵蛸 儿茶 龙骨以上研末，各一两 赤石脂二两 麝香二钱 樟脑 轻粉 白蜡 黄蜡各五钱 黄丹水飞过，净三斤

上除黄丹及乳香、没药、血竭、螵蛸、儿茶外，用麻油六斤，浸防风等[2]药七日，入乱发三两，熬焦黑色，发化尽，去渣；再熬，至滴水成珠，下黄丹收膏。停火，下乳香、没药、血竭、螵蛸、儿茶等药末：再候少温，下樟脑、轻粉、麝香、黄蜡、白蜡熔化，入水中出火毒，瓷瓶收用。

千里光膏 贴疮疖风癣、杨梅疮毒、鹅掌风等症，极效。

千里光采茎叶，捣汁，砂锅内熬成膏 防风 荆芥 黄柏 金银花 当归 生地各二两 川椒 白芷 大黄

① 忌铁：原无，据鲍本补。
② 防风等：原无，据鲍本补。

红花各一两　苦参四两　用麻油浸三日，熬枯黑色，去滓。每油二碗，配千里光膏一碗，再熬，滴水成珠，飞丹收成膏。入乳香、没药各一两，轻粉三钱，槐枝搅匀，收用。

庚生按：千里光，一名黄花演，生浅山及路旁，叶似菊而长，背有毛，枝干青圆，立夏后生苗，秋有黄花，不结实，为外科圣药。俗谚云："有人识得千里光，全家一世不生疮。"亦能明目去翳，治蛇咬伤。又名金钗草。

万宝代针膏　治诸恶疮，核赤晕，已成脓，不肯用针，以此药代之。但用小针点破疮头，贴上膏药，脓即自溃[①]。

蓬砂　血竭　轻粉各一钱五分　金头蜈蚣一个　蟾酥五分　雄黄一钱　冰片少许　麝香一分

上药研为细末，用蜜和成膏。在疮有头处，用小针挑破，以药少许放纸上黏贴，隔夜其脓自出。如腋下有耍孩儿名暗疔疮，或有走核，可于肿处用针挑破，照前黏贴。忌食鸡、羊、鱼、酒、面等物；能多食白粥，最[②]妙。

又方：用磨刀泥、白丁香、麝香、巴霜火上烧灰，研细末。遇一切肿毒，用口津调和搽少许。一周时，其头自破。

吹消散

乳香　麝香　蟾酥　辰砂　儿茶　没药　各等分，

① 但用……自溃：原无，据鲍本补。
② 最：鲍本作"三日为"。

研极细末。用一分，于膏上贴之，肿毒立消。

护心散 又名内托散、乳香万全散。凡患痈疽，三日[①]之内宜连服十余剂，方免变证，使毒气出外；稍迟，毒气内攻，渐生呕吐，或鼻生疮菌，不能饮食即危矣。四、五日后，亦宜频频服之。

绿豆粉一两　乳香五钱，灯心同研和匀。以生甘草浓煎汤，调下一钱，时时呷之。若毒气冲心，有呕逆之状，最宜服此。盖绿豆清热下气，消肿解毒；乳香消诸痈肿毒。服至一两，则香彻疮孔中，真圣药也。

透骨丹 治跌扑损伤，深入骨髓，或隐隐疼痛，或天阴则痛，或年远四肢沉重无力。此药主之，真神方也。

闹羊花子一两，火酒浸，炒三次，童便浸，炒二次，焙干　乳香　没药均不去油　真血竭各三钱为末研匀，再加麝香一分同研，用瓷瓶收贮封固。每服三分，壮者五、六分；不必吃夜饭，每夜间睡后用酒冲服，能饮者尽量饮之[②]。服后避风，得有微汗出方妙；切忌房事、酸寒冷、茶、醋等物。弱者间五日一服，壮者间三日一服。

醉仙散 治疠风。

胡麻仁　牛蒡子　蔓荆子　枸杞子各[③]炒黑色　防风　瓜蒌根　白蒺藜　苦参各五钱

上药为末，每药重一两五钱，入轻粉二钱拌匀。少

---

① 三日：鲍本作“一日至三日”。

② 不必……饮之：鲍本为“不必吃夜饭，须卧好方服，冲”。原本无“不必吃夜饭”5字，今补。

③ 各：原脱，据鲍本补。

壮用二钱，空心，每日卯、午、戌三时服三次[①]，清茶调服；五日后，间日服之。如牙缝内出臭涎水，浑身觉酸疼，昏闷如醉，药力已到，以利下臭屎为度。须视病人之大小、虚实，量为加减与之。症候重而急者，须先以再造散下之，候稍补养得方，再服此药。忌盐、酱、醋、猪羊肉、鱼腥、花椒、水果、煨烧炙煿及茄子等物。日以淡粥熟煮时菜食之；或用乌梢、菜花蛇用淡酒煮熟，食之以助力亦可也。

再造散 治疠风。

锦纹大黄一两 皂角刺一两五钱，独生，经年黑大者 郁金五钱 白牵牛头末，六钱，半生半炒

上药为末，每服二钱，临卧冷酒调服。或云：日未出，面东服之。预备净桶伺候，泻出小虫。验视，如虫口黑色者，乃是远年之病；赤色者，是近时病。三、四日后，再进一服，直候至无虫泻出，则绝根矣。后用通圣散调理，可用三棱针刺委中出血。终身不得食牛、马、驴、骡等肉，大忌房事，犯者必不救。

大麻风

活穿山甲一个，拣最大者，用生桐油一斤；如小者，桐油半斤。先用雄黄末一钱，没药末七分，黄柏末一两，共搅入生桐油使匀。将穿山甲架起，下用炭火熏灼，使其口渴，口即能张开。然后，将药末和油灌入口内，不吃再烘，尽油吃完为度。再加大火，将穿山甲炙酥，研为细末。另加百草霜一两，共研细，收入瓷瓶

---

① 每日……三次：鲍本作“日、午、临卧各”。

内，封紧，不可泄气。凡遇麻风之人，每用五钱，以烧酒调服，上用棉被重盖，卧一时许，候满身汗出，其虫随汗而出。隔一日再服五钱，照前服卧出汗，即将病人着身衣服、被褥等件，尽行换过，送至无人处地方，掘坑焚烧。人不可近，闻其秽气，恐致传染此病。服[①]后七、八日，身面如蛇壳脱皮，永不再发。此真仙方也。

庚生按：此即古全甲散，稍变其法，命意颇佳。惜南方无活穿山甲，未经试用。古全甲散方附后：穿山甲一枚，不必活者，只须四足、头尾俱全即可用。每日用生漆，将穿山甲自首至尾，漆涂一遍。不可过厚，只须匀到。漆三次后，用瓦器将穿山甲炙灰，炙时须分记头、身、四足，不可紊乱。炙完后，即将穿山甲研细末，用陈酒冲服每服二钱，服毕即愈。如穿山甲有一处不全，病人即有一处不愈。先服头即头先愈，先服四肢即手足先愈，亦奇方也。炙后研末时，亦须分记头、身、四足，不可错乱。

秘炼治杨梅疮药

辰砂　雄黄　白盐炒　白矾炒　绿矾炒　焰硝各一两　硼砂五钱

上药为末，入阳城罐封固。水火提升[②]，一炷香取出，冷定。开罐，将升盏者铲下，用瓷瓶贮之，黄蜡封口，入井内，三日取出。每药二分半，配槐花、朱砂褐色者各一两，饭丸桐子大。每服十丸，极为神效。罐底

① 服：原作“复”，据鲍本改。

② 提升：鲍本作“升炼”。

药渣，可治疥疮。

附：封罐神胶方 用破沙罐末、草鞋灰、山黄泥、倾银罐底、烧盐粽各一两 为极细末，用盐卤调和如胶丹，入乳钵研细，用抿子挑封罐口。

乳香散 治折伤损腰，极验。

酒浸虎骨 败龟板 黄芪 牛膝 萆薢 续断 乳香，各等分，煎服。

取疔膏

乳香一粒 麝香米大一粒 黄连末研末 连翘末研末 桃仁二个，去[①]皮 同虾蟆取肝、肠、肺三味，共一处[②]入乳钵内捣烂如泥，用白皮纸一小方摊贴患处，三、四日连疔揭去。

聚疔毒

铁锈不拘多少，研为末，醋调，涂毒上，须臾毒自凸出。并治疮疖，脓水不干及难收口者，最效。

消疔

人指甲炙，为末，放患处。将核桃肉嚼烂，装入核桃半壳内，合住，不可露气。一饭顷即消。

瘰疬奇方 亦可消瘤去痣。

石灰半斤，研极细末 用大黄四两，同入锅内炒通红，去大黄，取石灰听用 又将洗碱四两，用水四、五碗，枇杷叶七片同煮。候水干至一半，入前石灰搅匀，再煮。水将干，听用。又以蛇含石二两，醋煅七次，为末；又

---

① 去：原作“取”，鲍本作“去”。义长，因改。

② 共一处：原无，据鲍本补。

以芫花五钱，为末。渐渐加入，搅匀成膏。每膏一两，加蟾酥、麝香各二分，为丸如胡椒大。未破者，将一丸黏核上，其丸自入，以淡猪肉汤洗过；又黏又洗，如此三次，其核自动将皮掤开。以银钩取出核，再贴生肌膏，即愈矣。取核时，先服提气汤。

生肌膏

麻油一斤，化胎发一团，熬滴水成珠为度　龙骨煅　黄蜡　熟猪油　赤石脂　乳香　没药　轻粉　象皮煅，各一钱，俱为细末　入油内，搅匀成膏摊贴。一日一换，仍以猪肉汤洗。三、四次，即渐平复；半月后必收功。

提气汤

人参　白芷　生地　龙胆草　川芎　升麻　柴胡　乳香　甘草　贝母　橘红　香附　桔梗　各等分，姜枣汤煎服。

三妙散　治结核瘰疬，遍满脖项，神验。此方虽平易，神效异常，实屡试屡验。

夏枯草　金银花　蒲公英各五钱　水、酒各半，煎服。

消瘰疬痰毒　未穿破者为痰核，已破者为瘰疬，三、五个相连者为痰串。用羊角数对，威灵仙四两，共入瓦罐内，加清水煮数沸，候角软取出，切薄片。用新瓦烧红，将羊角铺上焙炒，研细。每灰一两，加广木香一钱，白芥子三钱，共为末，炼蜜为丸。用槟榔煎汤下，或夏枯草汤下亦可。服至七日后，大便下如黑羊屎，小便出黑，水自消。妇人即烂至两腋，服之亦效。忌生冷、煎炒、房事为要。

提疬丹 取瘰核。

水银 硼砂 火硝 明矾 皂矾 食盐各一钱 朱砂二钱

上药盛于粗瓦盆上，盖粗碗一只，用盐泥封固。炭火炼三炷香，先文后武，冷定取出，药即升在粗碗上药。刮下，以白米饭捣丸如绿豆大，朱砂为衣。每用一丸，放疮上，棉纸封二、三层，一日夜急揭起，则核随纸带出，丸可再用。

神授五公散 治漏孔，并诸疮眼久不敛者。痔疮亦效。

大五倍子一个 蜈蚣一条，去头、足 将倍子开一孔，入蜈蚣，湿纸包，煅存性，为末。先以葱汤洗疮净，掺前药，再用膏药贴之。每日一换，即敛口如神。

上品锭子 专治痔漏一十八证。

红矾二两五钱 乳香 没药 朱砂去铁，各三钱 牛黄五分五厘 硇砂一钱四分，二成熟，一成生 白信一两，火煅

中品锭子 专治翻花、瘿瘤等症。

白矾二两八钱五分 乳香 没药各五钱五分 朱砂三钱 牛黄四分五厘 硇砂一钱，半生半熟 金信一两五钱，以火煅尽黑烟，止用淡清烟

下品锭子 专治疔疮、发背等症。

红矾三两二钱 乳香六钱 没药五钱 朱砂三钱 牛黄四分五厘 硇砂二钱四分，半生半熟 白信三两，火煅、黑烟尽，半日取起方可用

上药依法制好，用面糊和匀，拈成锭子。看痔漏大

小、深浅，插入锭子。如肉内黑色，勿上生肌散，只待黑肉落尽，方可上。若疮无头，用太乙膏一个，加后药一粒，贴之。

白矾二两　乳香三钱二分　没药三钱七分　朱砂四分　牛黄五分　姜黄二钱五分，顺的用　白丁香一钱五分　巴豆三钱，草纸去油净用　白信二两，火煅，烟尽半日取用

上为末，或唾沫调，敷疮，一日三次。候疮破，即插上前锭子。

破瘘点药

水银　硼砂　轻粉　鹊粪　莺粪各一钱　冰片五分　樟脑五分　绿矾一钱　皂矾一钱　麝香三分

上药为细末。用针将瘘刺一小孔，然后乘其出血之时，将药点上则黏连矣。约用一分，以人乳调之点上，大如芡实大。一日点三次，第二日必然流水，流水之时不可再点，点则过疼，转难收口矣。三日后必然[1]水流尽而皮宽如袋后，服用后煎方，自然平复如故矣。

附：煎方

人参三钱　茯苓五钱　苡仁一两　泽泻二钱　猪苓一钱　黄芪一两　白芍五钱　生甘草一钱　陈皮一钱　山药三钱　水煎服，十剂全消如故。但切忌房事半年[2]，余无所忌；若犯房事，必破不能收口，终身成漏矣。

庚生按：鹊粪、莺粪，古方未见取用，疑是鸽粪、鹰粪之讹。

---

① 必然：原无，据鲍本补。

② 半年：鲍本作“一月”。

痈疽拔脓[1] 此方甚奇，顽疮可用。

痈疽不破，或破而肿硬无脓，用斑蝥为末，以蒜和水捣膏一豆大许，贴之。少顷脓出，即去药。

治火丹

丝瓜子一两 柴胡一钱 元参一两 升麻一钱 当归五钱 用水煎服，一剂即消。

治疮二法

头面上疮，用银花二两 当归一两 川芎五钱 蒲公英三钱 生甘草五钱 桔梗三钱 黄芩一钱 水煎服，一剂轻、二剂即消。

身上、手足疮，用银花三两 当归一两 生甘草三钱 蒲公英三钱 牛蒡子二钱 芙蓉叶七片，无叶，用梗三钱 天花粉五钱 水煎服，一剂即消、二剂全愈。

擦疮成水 人有病手臂[2]生疮，变成大块，不必刀割，只用小刀略破其皮一分，以此药一分敷之，即化为水。

人参三钱 甘草一钱 硼砂一分 冰片一分 轻粉五厘

各为末，掺之即化为水矣。如肚上生疮，结成顽块，终身[3]不去者，亦可以此药治之，立效。

扫疥 治诸疥疮、热疮、遍身疖疮，神效。

大黄 蛇床子 黄连 狗脊 黄柏 苦参各五钱

---

① 痈疽拔脓：此方原无，据鲍本补。

② 臂：鲍本作“足”。

③ 身：鲍本作“年”。

为末，入硫黄及水银茶末杀之[①]，各四钱　雄黄及黄丹各二钱五分　轻粉一钱　大枫子去壳　木鳖子去壳，各五钱

同前药研细末，杵匀，用猪脂调好，洗浴后搽疮上，立效。合药时宜晒合之，不宜见火，切记！

七制松香膏　治湿气第一神方。

松香三斤，第一次姜汁煮，第[②]二次葱汁煮，第三次白凤仙汁煮，第四次烧酒煮，第五次闹羊花煮，第六次商陆根汁煮，第七次红醋煮，听用　桐油三斤　川乌　草乌　白芥子　蓖麻子　干姜　官桂　苍术各四两　血余八两　将川乌等共入加桐油，熬至药枯发消，滴水成珠，滤去滓，入牛皮膏四两，烊化，用前制过松香渐渐加入[③]收之，离火，加樟脑一两　好麝香三钱，用厚纸摊之，贴患处。

诸疮掺药　治天泡疮，更效。

煅熟石膏一两　松香　白芷各三钱　樟脑一钱　轻粉五分　冰片一分

为细末，用熬熟猪油调搽。

破棺丹　治疮毒入腹极危者。

大黄二两，半生半熟　甘草　芒硝各一两

为细末，蜜丸弹子大。每服半丸，饭后温酒送下，或童便半盏研化之。忌食生冷水。

一扫[④]光　治疥疮，及妇人阴蚀疮、漆疮、天火丹诸恶疮，神效。第三方除注明外，余用麻油调敷。

---

① 茶末杀之：原无，据鲍本补。

② 第：自二次始，原本均无“第”字，鲍本有，据补。

③ 加入：原本无，据鲍本补。

④ 扫：原作“擦”，鲍本作“扫”，更合走方医口吻，因改。

蛇床子　苦参　芜荑各一两　雄黄五钱　枯矾一两五钱　硫黄　轻粉　樟脑各二钱　川椒五钱　大枫子取肉，五钱　共为末，生猪油调敷。

又方：

蛇床子　硫黄　黄柏各一两　大枫子　川椒　雄黄各五钱　枯矾二两　轻粉另研入二钱　入牛皮岸熏牛皮烟，岸也；如无，以香炉灰代之　黄丹各一两　为末，生猪油调敷。

又方：诸般[1]疮疥加减法：肿多，加白芷开郁；痛多，加白芷、方解石；痒多，加枯矾；阴囊疮，加吴茱萸；湿多，加香油调；干痒出血，加大黄、黄连，猪油调；虫多，加芜荑、锡灰、槟榔、藜芦、斑蝥；红色，加黄丹；青色，加青黛。

庚生按：方解石苦辛、大寒，亦名黄石。与硬石膏相似，光洁如白石英。敲之段段片碎者为硬石膏，敲之块块方棱者为方解石，唐、宋诸方类皆通用，然功力小异。

小金丝膏　治一切疥疖毒。

沥青　白胶香各二两　乳香二钱　没药一两　黄蜡三钱　香油三两　同熬至滴下不散，倾入水中，扯千遍，收贮。每捻作饼，贴之。

截癣　牛皮风癣。

川槿皮一两　大风子仁十五个　半夏五钱

河、井水各一碗，浸露七宿，入轻粉一钱于水中，

---

① 诸般：原无，据鲍本补。

用秃笔扫涂，覆以青衣，数日[1]有臭涎出，方妙。但忌洗澡，能于夏月治之用，尤效。

九熏丹 治癣。

好铜青二、三两，研细 好烧酒拌之，候至不干不湿，涂于粗碗底内，翻转合地上，以砖垫好，露一线，下以蕲艾熏之，再拌[2]再熏，如此九次，至少亦要七次，约以青色带黑为度。然后再研细，将烧酒拌，做[3]成锭子。用时以醋磨搽，每日三、五次；五日后若嫌干裂，以菜油少许润之。七日即愈。

日本国癣药

黑砂糖四两 臭雄黄三两 白矾二两 川椒五钱 烧酒一斤 调搽立愈。

枯瘤散

灰苋菜晒干，烧灰，半碗 荞麦烧灰，半碗 风化石灰一碗，和一处淋汁三碗 慢火熬成霜，取下，加番木鳖三个，捣，去油 巴豆六十粒，去油 胡椒十九粒，去粗皮 明雄黄一钱 人言一钱 为末，入前药和匀，瓷瓶收用，不可见风。以滴醋调匀，用新羊毛笔蘸药点瘤上。瘤有碗大，则点如龙眼核大；若茶杯大，则点如黄豆大。干则频点之，其瘤干枯自落。如血瘤破，以发灰掺之，粉瘤破，以白麻皮烧灰掺之。外以膏护好，自能敛口收功。

庚生按：瘿、瘤二症，虽异实同，有痰瘤、有渣

---

① 覆以青衣，数日：原无，据鲍本补。

② 拌：原作“抄”，鲍本作“拌”，合上下文义，因改。

③ 做：原无，据鲍本补。

瘤、有虫瘤，此瘤之可去者也；有气瘤、有血瘤、有筋瘤、有骨瘤，此瘤之不可去者也。瘿亦如之。近来西医不问可破与否，一概刀割线扎，其立除患苦者固多，而气脱血尽而毙者亦复不少。西医器精手敏，而又有奇验之药水、药散以济之，尚复如此，瘤固可轻言破乎？予在沪与西人相处最久，目击心伤，因志此以告世之治此症者，宜加慎焉！

敛瘤膏 治瘿瘤枯落后，用此搽贴，生肌收口。

海螵蛸 血竭 轻粉 龙骨 象皮 乳香各一钱 鸡蛋五个，煮熟，用黄熬油一小盅

上药各研细末，将蛋油调匀。用甘草汤洗净患处，以鸡毛扫敷，再将膏药贴之。

治瘤

水银一钱 儿茶三钱 冰片三分 硼砂一钱 麝香三分 血竭三钱

各为细末。将此药擦于瘤之根际，随擦随落。根小者无不落也。

治流火方

鲜紫苏 鲜凤仙花

二味洗净，连根、叶捣烂，放木盆内，以滚水冲入。将脚架盆上，熏至可洗；以软绵洗之，立愈。数十年者，不过洗三、四次，永不发矣。

取痣饼药

糯米百粒 石灰拇指大，一块 巴豆三粒，去壳，研为末，入瓷瓶同窨三日。每以竹签挑粟许，用碱水点上，自落。

庚生按：痣之为物，有有根、无根之分；有有血、无血之别，人每不察其所以然。予在孟河，见一丹徒田姓老人印堂生痣一粒，意欲去之。予师马培之先生告以此乃血痣，不可破，破则不治。田不信，别求某医破之。越日来见，意颇自得。乃旬日而如豆矣，一月而如钱矣，翻花出血，眼鼻均伤，百药不效，未及三月而死矣。大凡痣之大者、隆起者、黑者及有毫者，皆不宜点破，惟初起未久及色浅不凸者可去耳。

点痣药 主治一切疣痣，及瘜肉、鸡眼。

桑柴灰 风化石灰各一斤 鲜威灵仙六两 煎浓汁，淋二灰，取汁熬成稀膏，瓷器收贮。用点患处，不必挑破，应手而除。

点黑痣

李子仁为末，鸡蛋清调点，一宿自落。

治臁疮

先将棉纸看疮大小裁成块，十二张，四角以纸捻钉住，听用。再以麻油二两，将川椒四十九粒，入铜杓内煎黑色取起；次入槐枝一寸长者四十九根，再煎枯黑色，取起；次入黄蜡一两，加轻粉二分，枯矾一钱，研；俟熔化，即以前纸入油内，少煎即取起，但令油渗透，勿使纸焦黄色。贴时，先将槐枝、葱、椒煎汤洗疮，用绢拭净后，将所制纸齐沓贴之，面加油纸盖一张，又用红绢紧缚。每周时去纸一张，待纸取尽，则疮自愈矣。

透骨丹

蟾酥 硼砂 轻粉 巴豆各五钱 蜗牛二个 麝香一分

先将药研细后，入巴豆、蜗牛，再研细，瓷瓶收贮。每用少许，乳汁化开，将疮头轻轻拨破，挑药如米许大，纳于疮口，外以膏药贴之。

胜金丹 治夹打损伤，神效。

血竭 乳香 没药各三钱 地龙十条 自然铜一两 无名异五钱 木鳖子五个 为末，炼蜜为丸如弹子大。临用，好酒化下一丸。如不打，用红花、苏木煎汤服，即解。

松肉葱白膏 治杖疮。

猪肉不精不肥，二斤，去皮、骨 葱白一斤八两 加明松香三两，研极细末，筛净，连葱同放在肉内，捣烂，摊敷患处，以布脚带扎紧，不可宽。至周时皮肉还原，与不打无异。床上切忌放毡皮等物。若脓血水，任其流放不妨。

小金莲 治妇人金莲，敷在足骨上过一夜①；次日洗去，骨软如绵。

乳香 没药各一钱，去油 蓖麻子炒 川乌 草乌各五钱 共为细末，将肥皂二十个，去弦及内外筋膜 同药捣极烂，敷之。如恐受夹棍，须先一日做四饼，敷两拐骨；次日洗去，任夹无妨②。

拶伤

指上拶过有凹痕，用银朱和酒磨浓，依痕圈之，自复。

---

① 过一夜：原无，据鲍本补。

② 敷之……无妨："敷之"原无，据鲍本补。下一句，鲍本无。据文义，此句乃错简，似不属于小金莲方，或为本页胜金丹方后之文。

整骨麻药

草乌三钱　当归　白芷各二钱五分

上药为末。每服五分，热酒调下，麻倒不知痛苦。然后用手，如法整理。

截骨神方①

川山甲一两　虎骨三两　银杏去壳，一斤　大枣去核，半斤　如人伤，只好服三钱六分，用酒冲服。

天下第一金疮药　凡刀斧损伤，跌扑打碎，敷上立时止痛止血，更不作脓，胜于他药多矣。其伤处切不可见水。

公猪油一斤四两　松香六两　面粉四两，炒，筛　麝香六分　黄蜡六两　樟脑三两　冰片六分　血竭一两　儿茶一两　乳香一两，箬皮上烘，去②油　没药制同乳香，一两　以上药研极细，先将猪油、松香、黄蜡三味熬化，滤去渣，待冷，再入药末，搅匀，瓷器收贮，不可泄气。按：午日收青蒿，捣和石灰，阴干，为末。又午日收苎叶，晒干，为末。二方治金疮皆验，且不费钱，可预备济人。

庚生按：金疮方药，效者亦多；然往往有应，有不应；非症之不同，亦方之未善尔。予尝见金姓伤科，常用黑白二药，功效如响。因求得其方，试用神验。药虽平淡，实有奇功，不可忽视。录此以济世，如能遍传，亦功德也。

附　黑药方：松木桴炭十数块，烧红，乘热于石臼

① 截骨神方：原无。据鲍本补。

② 去：原作“取”，鲍本作“去”，合乎炮制法，故改。

内杵细。另用红糖二、三两，铜铫内化烊，将炭末和入，调匀，摊于布上，乘热贴于伤处。需温热得中，不可过热。以帛扎好，二、三日后解开。看之如不青黑，即用原药熨热贴之。倘或血瘀结肿，即以后开白药敷之，仍用原布包好。如系骨损，须七日后方可解动。

白药方：白附子十二两　天麻　白芷　羌活　防风　南星各一两　均生晒，研极细末，和匀。青肿者，童便调涂，破则干掺之。虽肾子破出可治，立能止痛生肌，止血去瘀，且不忌风，真良方也。此方本名玉真散，为伤科仙方。予尝修治备用，价廉功捷，洵非他药可及。

接骨至神丹　治跌伤打伤，手足断折。急以杉板夹住手足，扶正凑合，再用此药。

羊踯躅三钱，炒黄　大黄三钱　当归三钱　芍药三钱　丹皮二钱　生地五钱　土狗十个，捶碎　土虱三十个，捣烂　红花三钱　自然铜研细末，一钱

先将前药酒煎，然后入自然铜末，调服一钱，连汤吞之。一夜即能合笋，神效。不必再服，止服一剂可也。

阴囊烂尽　止留二子者。

凤仙花子、甘草，等分为末，麻油调敷，即便生肉。

美首膏　治小儿白秃癞疮。

百草霜一两　雄黄一两　胆矾六钱　轻粉一钱　榆树皮三钱　用石灰窑内烧红流结土渣四两，共为细末，猪胆汁调，剃头后搽之，真神方也。

手足皴裂

大萝卜一个　内雕空，放入柏油五钱，安炉火上炖

熟，候冷，取油搽患处即愈。

治阴蚀

蚯蚓三、四条，炙干，为末　葱数茎，火上炙干，为末　蜜一碗，煮成膏　将药搅匀，纳入阴户，虫尽死矣。

治体气方

田螺大者，一个　巴豆去壳，一粒，研碎　胆矾一豆许，研　麝香少许，研，共拌匀

各研，拌匀。将田螺大者一枚用清水养三日，去泥土，揭起螺靥，入胆矾等三味在内，以线拴住，置瓷器中，次日化成水。五更时，将药水以手自抹两腋下，不住手抹，直待腹内欲行，却住手。先择深远无人空地内大便，下黑粪极臭，是其验也。以土盖之，勿令人知。不尽，再抹药水，仍照前大便。次用白矾一两，蛤粉五钱，樟脑一钱，为末擦之，病根永绝。

痘后生翳

水银一钱　虢丹五钱　研作六丸，坩锅[①]糊定，火煅一日取出，薄绵裹之。左翳，塞右耳，右翳，塞左耳，自能坠下。

庚生按：痘后生翳及痘疮入目，均属急症，当内服清理之剂，外用点药，方能奏功。虢丹，即黄丹也。塞耳不如塞鼻为妥，似更易达病所。

免喉内生蛾

喉中略痛，即用灯草一把煎汤，沙糖调饮。一日即止痛，立愈。

---

① 锅：原作“锡”，费解。鲍本作“锅”，因改。

截药 杂治[1]门

取牙鲫鱼霜

大鲫鱼一尾[2]，去肠，以砒霜纳入鱼腹，露干，放阴地，待有霜，即刮下，用瓶收贮。以针搜净牙根，点少许，咳嗽自落；或以少许药置膏药上，贴蛀牙上粘之，即落。

庚生按：砒宜用白者，每鱼一两，纳入白砒一钱，不可过多。

又方：

活雄鲫鱼一尾，约四、五两，白砒六钱，为末。将砒末纳入鱼腹中，待鱼烂去之后，将鱼骨洗净[3]，晒干为末，每用米粞大少许，点所患牙根上，自落。

去面上刺青[4]

马肉不拘多少，令苍蝇丛食生蛆，取蛆晒干，为末，以针拨动青处，掺之，其青自去。

去身臂雕青

胆矾、硇砂、龙骨各五分，人蛆不拘多少，麝香一匙。临用时，加香油一盏煎熟，将前药研碎入油内，用黄丹熬成膏，油单纸贴之，其黑迹自然隐入肉内。

---

① 截药杂治：原在卷三之首。鲍本“杂治”方在卷二末，卷三自顶药起。故从之，将杂治移至卷二。

② 尾：原误作“个”，据鲍本改。

③ 将鱼骨洗净：鲍本作“砒不用，只用净鱼骨”。

④ 去面上刺青：此方及下方，鲍本均无。

取箭镞方

用天水牛一个，独角小者，以小瓶盛之。硼砂一钱，研细末，用水些少滴在内浸之，自然化水。以药水点伤处，箭头自出。

黑须倒卷帘[①]

大马蜞二、三十条，竹筒装之，夜置露处受气。饿过七日，以鸡冠血磨京墨，与食。过四、五次，复阴干。将猪胫骨打断，放蜞入内，仍合定，铁线缠住，盐泥涂之。待干，放地上，火煅五寸香二次；退开三寸火，又放五寸香三次；再退远火，又五寸香；取出为末。将猪胆皮包指，承末。搽须梢，即倒上也。

黑发仙丹

熟地一斤　万年青三片，小用五片　桑椹一斤，黑芝麻八两　山药二斤　南烛皮四两花椒一两　白果一两　巨胜子三两，连壳　蜜丸。早晚以酒送下各五钱。忌食萝卜。

又方：

熟地一斤　薏仁　山茱　桑叶各八两　白术　生赤芍[②]　生何首乌各二两　巨胜子　白果各三两　黑芝麻四两　北五味二两　山药一斤　花椒一两　乌头皮四两　胡桃肉三两　加参片三两，无亦可　蜜丸。每日用开水，吞服五钱。

取轻粉毒

出山黑铅五斤，打壶一把　盛烧酒十五斤　纳土茯苓

---

① 黑须倒卷帘：原无，据鲍本补。此方非治病方，乃美须之方。

② 生赤芍：原无，据鲍本补。

半斤　乳香三钱　封固，重汤煮一日夜，埋土中出火毒。每日早晚任性饮数杯后，用瓦盆接小便，以有粉出为验，服至筋骨不痛，乃止。

庚生按：世医每以轻粉治杨梅疮毒，刻期奏效，罔利害人，日久必至筋骨疼痛，囟低声嘶。病者、医者咸以为杨梅疮之愈而复作，不知起初熏药、丸药之毒，蕴久而发也。此方平妥而有奇功，杨梅疮用之亦有神效。

受打不痛

用血管鹅毛七根，地龙七条煅过，用乳香、同白蜡为末，好酒送下。

悦容丹①

面黑令白

误吞铁石

王不留行、黄柏，各等分为末，水浸，蒸饼，丸弹子大，青黛为衣。用线穿，挂受风处，用时以一丸，冷水化，服。

脚茧②

葱根、荸荠，捣汁一碗。以松香四两，并麻油同煎，至滴水成珠，方入前汁，摊膏药，贴患处即落③。

足趾鸡眼

作痛作疮，地骨皮同红花研细敷之，次日即愈。

蛓毛虫伤

春夏月树下、墙堑间，杂色毛虫极毒，人触着者，

① 悦容丹：及下之“面黑令白”，原无，鲍本有目无文，故存其目。
② 茧：原作“撖”，义不明。鲍本作“茧”，则当为脚之厚胝。
③ 落：原作“愈”，鲍本作“落”，义长，因改。

则放毛入人手足上。自皮至肉，自肉至骨，皮肉微痒，以渐至痛。经数日，痒在外而痛在内。用手抓搔，或痒或痛，必致骨肉皆烂，每有性命之忧。此名中射工毒，诸药不效者。用好豆豉约一晚，清油半盏拌豉，捣烂，厚敷患处。经一时之久，豉气透骨，则引出虫毛，纷纷可见。取下豆豉，埋土中。再煎香白芷汤，洗痛痒处。如肉已烂，用乌贼骨为末，敷之立愈。

又方：

锅底黄土为末，以醋捏成团，于痛痒处搓转，其毛皆落在土上，痛痒立止，神效无比。

红玉膏 治女人面脂。

轻粉 滑石 杏仁去皮 等分为末，蒸透，入樟脑、麝香少许，以鸡子清调匀。洗面毕，敷之。旬日后，色如红玉。

竹木刺

鲜虾、并黄雀粪共捣，罨上即出。

治中河鲀毒

大红降香为细末，极细，以索粉水调服钱许，吐出毒物即愈。

庚生按：用索粉水者，取绿豆之解毒也。然近时市肆往往杂以蚕豆、黄豆，不若用绿豆一升杵碎，泡汤调服为妥。

虎伤

被虎咬伤，血必大出，伤口立时溃烂，疼不可当。急用猪肉贴之，随化随易，易后，再用后药敷之。

地榆一斤，为末 加三七末三两 苦参末四两 为末和匀，掺之，随湿随掺，血即止，痛亦止矣。

吹耳方[①] 治小儿耳内湿烂。

上梅冰片二分 煅炉甘石一钱 枯矾三分 煅龙骨一钱 海螵蛸一钱 橘皮炭三钱 赤石脂一钱 粉口儿茶三分 蚕茧壳二枚 煅石首鱼脑骨二枚，研细

上药为细末，加胭脂边二钱，用纸包固，以水浸湿，用火煨炭存性，和匀再研，吹之极效。

白果丸[②]缺

秃鸡丸缺

神效乾丹缺

内造白虎丹缺

养龟立大方缺

仙方红缎膏缺

展阳方缺

---

① 吹耳方：此方鲍本无

② 白果丸：此下 7 方原无，鲍本有目无方，今亦存目。

串雅内编卷三

钱塘赵学敏恕轩纂辑
钱塘吴庚生平格补注

顶药[1] 主上吐药也

巴霜顶丹溪喉闭丸　治缠喉风喉闭。先胸膈气紧，蓦然咽喉肿[2]痛，手足厥冷，气不能通，顷刻不治。

雄黄一钱　郁金五分　巴豆七粒，去皮壳　冰片　麝香各少许，为末[3]，醋糊为丸如麻子大。清茶下五分。如喉口噤塞，用竹管纳药入喉中，须臾吐痰，立解；未吐，再服。

庚生按：巴豆宜去油取霜，方可用。

四宝顶　狗宝丸　丁丹崖祖师传，治噎膈翻胃。

硫黄　水银各一钱，同炒成金色　狗宝三钱　鸡卵一枚，去白留黄　和药搅匀，纸封泥固，煻火煨半日，取出研细。每以烧酒调服五分，不过三服，立验。热灰谓之煻煨。

---

① 顶药：鲍本卷三从此处起始。

② 肿：原作“瘇”，鲍本作“肿”，义同，取后者为佳。

③ 末：原作“皮”，鲍本作“末”，义长，因改。

庚生按：此方颇验，然宜验症之虚实，谨慎用之。

牛郎顶 牛郎丸 治气筑奔冲不可忍，兼追虫取积，亦消水肿。

黑牵牛五钱，炒 槟榔二钱五分 为末。每服一钱，紫苏汤送下；虫积及水肿，用酒下。

青绿顶 治顽痰不化。

石青一两 石绿五钱 并水飞为末，曲糊丸绿豆大。温水下十丸，吐出痰二、三碗，不损人。

附 风痰猝中方[①]，用生石绿二两，乳细，水化，去石，慢火熬干，取辰日、辰时、辰位修合。再研入麝香一分，糯米粉糊丸弹子大，阴干。猝中，每丸作二服，薄荷酒下；余风，朱砂酒化下。吐出青涎，泻下恶物，立效。小儿用铜绿研粉，醋、面糊丸芡实大。每服，薄荷酒化下一丸，须臾吐痰如胶，神效。

庚生按：生石绿，细绎方意，疑即生铜绿。盖铜绿酸平，主治风痰卒中也。此方本名碧林丹，见《药谱明疗》铜绿条下，治小儿名绿云丹，亦载此书内。

硫黄顶 治腰疼如神。

黑牵牛半生半炒，取头末，水和丸梧桐子大。硫黄末为衣，空心用盐汤并酒送下五十丸。

庚生按：此方用意极妙，惟须体实而年久湿重者为宜，亦不可骤投至五十丸之多，当量症加减为妥。

玉环来笑丹 治疝气癞肿，并诸气肿[②]痛。

---

① 风痰猝中方：目录作附方处理。鲍本此方作“又方”，无方名。

② 肿：原无，据鲍本补。

荔枝核四十九粒　陈皮连白，九钱　硫黄四钱

上为末，盐水打面糊丸绿豆大。痛时空心酒服九丸，良久再服。不过三服，立效。

庚生按：此方与前疝气神方相同。惟荔枝核此方用四十九粒，前方等分且须炒黄；陈皮前方亦用等分；硫黄此方未言治法，前方须火中熔化，投水去毒，且以饭为丸桐子大，每服十四丸，酒下为不同耳。鄙见以为分量宜照此方，治法宜照前方，丸之大小及服丸之数亦宜照此方为是。

轻粉顶　治小儿涎喘。

无雄鸡子一个，用鸡子清入轻粉一分拌匀，银器盛，置汤瓶上蒸熟。三岁儿食尽，当吐痰或泄而愈。壮实者乃可用。

黑盐顶

盐一升，纳入粗瓷瓶中，将泥头筑实。先以糠火围烧，渐渐加炭火，勿令瓶破，候烧透赤色，盐如水汁，即去火待凝，将瓶敲破，取出；用豆豉一升，熬煎；桃仁一两，和麸炒熟；巴豆二两，去心膜及壳，隔纸炒[①]令油出，须生熟得中，焦则少力，生又损人。将四物捣匀，入蜜丸桐子大。每服三丸，须平旦时服最好。患天行时气，用豉汁及茶送下；患心痛，酒送下，入口便止；患血痢，米饮下，初变水痢后即止；患鬼[②]疟，茶饮下；患骨蒸，蜜汤下。凡服药后吐利，勿以为怪；吐

① 隔纸炒：鲍本作“压纸中”。

② 鬼：原无，据鲍本补。

利若多，服黄连汁止之。或遇耐[1]药人，服药久不动者，更服一、二丸。服药后，须忌口二、三日。其药腊月合之，用瓷瓶密封固，勿令泄气，一剂可救百人。或在道途、村落，无药可求，但用此药，可敌大黄、朴硝数两，屡试有效。小儿、女子忌服[2]。

羊荚顶 治骨蒸传尸。

羊肉如一拳大一块煮熟，另用皂荚一个炙，以无灰酒一升，铜铛内煮三、五沸，去渣，入黑锡[3]一两，煎至一合。令病人先啜肉汁后，乃服一合之药。如吐虫如马尾即愈矣。

截疟顶 治三日大疟。

活大乌龟一个连壳，左右肩上各钻一孔，近尾处亦钻一孔。以明雄黄九钱研细，每孔掺入三钱，外以黄泥[4]包固，勿令泄气，炭火上煅存性，研细。每服准一钱，空心陈酒送下，二、三服即止。

又方：预择陈香橼一个，去顶皮。大者，每只加明雄黄三钱；中者，二钱；小者，一钱。研细，掺入香橼内，炭火中煅存性，再研极细末。每服七分，用腐衣分作六、七包，干咽下，此日[5]不可吃汤水，任其呕吐顽痰即愈。治三阴疟尤验。

庚生按：疟症不一，验方亦多，往往此用即效，彼

---

① 耐：鲍本作“杀”。
② 忌服：鲍本此下有“被搅作也”。
③ 锡：鲍本作“铅”。
④ 黄泥：鲍本此前有“瓷器”2字。
⑤ 此日：原无，据鲍本补。

用则否者，症非一致也。此方治年久不愈之疟，每有奇验；而轻浅者用之，非徒无益，且损胃作呕，不可不知。后附试验单方数则，以备随症采用。

附　截疟丹　五月五日取独蒜，不拘多少舂烂，入黄丹等分再杵，丸如圆眼大，晒干收存。凡疾发二、三次后，取一丸杵碎，鸡鸣时面东，井华水下。

又方：荜拨三钱，雄精三钱，研细和匀。用膏药二张，取药三分，用生姜汁和作两饼，一贴颈后天柱骨下第一节，一贴脐上，均以膏药盖之。须先一时贴，不可经妇女手。

三奇顶　治小儿天哮，神效。

经霜天烛子　腊梅花各三钱　水蜒蚰一条，俱预收

水煎服，一剂即愈。

金线顶　凡一切宜吐痰涎之症，用代瓜蒂最妙。

金线重楼俗名金线吊虾蟆。采得，去外黑皮　用石打碎，勿犯铁器，晒干为末，小瓷瓶收贮备用。用之治风痰结胸，用药一钱，阴阳水和服，吐去痰即愈；伤食成疟，临发时空心用药一钱，开水和服即愈；噤口痢疾，用药一钱，温凉水和服即愈。

庚生按：金线重楼，蔓生田野、山石间，叶似三角风，光润带青黄色。芒种时开花，如谷精花。性力甚大，多食令人吐泻不止。

砒霜顶　治哮，须三年后可用。

精猪肉三十两，切作骰子块　白信一两，研细末，拌在肉上令匀，用纸筋、黄泥包之，令干　白炭火于无人处煅，俟青烟出尽为度，研细，以汤浸蒸饼，和丸如绿豆大。

食前茶汤送下，大人二十粒，小儿四、五粒，量虚实服之。

齁喘痰积[1]方 凡天雨便发。坐卧不得，饮食不进，乃肺窍久积冷痰，遇阴气触动则发也。用后方一服即愈。服至七、八次，即吐恶痰数升，药性亦随而出，即断根矣。

江西淡豆豉一两，蒸，捣如泥 入砒霜末一钱 枯矾三钱 丸绿豆大。每用冷茶、冷水送下七丸，甚者九丸，小儿五丸，即高枕仰卧。忌食热物等。以上二方，体虚者千万忌用。

皂矾顶 稀涎散 凡人猝然中风，昏昏如醉，形体不收，或倒或不倒，或口角流涎，斯须不治，便成大病。此证风涎潮于上，致胸痹气不通，用此吐之。

皂荚末一两 生矾末五钱 腻粉五钱

水调下一、二钱，过咽即吐涎。用矾者，膈下涎也。

碧霞丹 凡中风痰厥，癫痫惊风，痰涎上壅，牙关紧闭，上视搐搦，并宜治之。

乌头尖 附子尖 全蝎梢各七十个 石绿研几度，飞过，十两 为细末，面糊丸芡实大。每用一丸，薄荷汁半盏化下，更取温酒半合，须臾吐出痰涎为妙。小儿惊风，加白僵蚕等分。

庚生按：此方惟实症中痰、中风，及大人食闭，小

---

① 齁喘痰积：此方鲍本作“又方”，“齁喘痰积”4字后无“方”字。

儿痰闭，可用。石绿即是铜绿。

吐蛊 人头面上有光，他人手近之如火炽者，此中蛊毒也。

蒜汁五钱 和酒服之，当吐出如蛇形。

瓜蒂散① 治痰涎，头目湿气，皮肤水疸，湿热诸症。

瓜蒂 赤小豆各二钱五分 炒黄，为末。每用一钱，以香豉一合，热汤七合煮糜，去渣，和服。少少加之，快吐乃止。

又方 风痫、喉风咳嗽及遍身风疹，急中涎潮等症，不拘大小。此药不大吐逆，只出涎水。

瓜蒂为末。壮年服一钱，老少减半。早晨井水下，一食顷含沙塘一块，良久涎如水出。年深者出黑涎，有块布水上也。涎尽，食粥一、两日。如吐多，人困甚，取麝香泡汤一盏，饮之即止。凡宜吐之症，必须看痰。吐在壁上有亮光者，放心吐之。余则皆忌。光亮者，如蜗牛之涎一样光亮也。但看见光亮者，无论其痰上、中、下，皆宜吐之。此光亮之色，必须俟其痰迹干，而分辨之；不可据其湿痰时，而即以为光亮也。

倒顽痰法 治痰结胸中，不能吐出，狂言如见鬼状，时发时止，气塞胸膛。

牛肉五斤 水二斗 煎汤饮之，至不可食而止。以鹅翎探吐，必吐至黄色顽痰而止。若不吐出，再饮之，必以吐尽为度，前病顿失。后以陈皮、茯苓、甘草、白

---

① 瓜蒂散：此方及下之“又方”，皆原本所无，据鲍本补。

术汤徐徐饮之，平复如故。

庚生按：此即倒仓法，极妙极妥，惟吐后须调摄得宜。

阴阳汤 凡治在上焦，欲吐而不能吐者。

滚水、凉水各一碗均之，加炒盐一撮，打百余下起泡，饮之立吐而愈。

串药 主下泻药也

牛郎串 遇仙丹 治邪热上攻，痰涎壅滞，翻胃吐食，十膈五噎[1]，酒积虫积，血积气积，诸般痞积，疮热肿痛，或大小便不利，妇人女子面色痿黄，鬼胎癥瘕，误吞铜铁银物，患皆治之。五更冷茶送下三钱，天明可看所下之物。此药有疾去疾，有虫去虫，不伤元气、脏腑。小儿减半，孕妇忌服。

白牵牛头末四两五钱，炒半生半炒 白槟榔一两 茵陈五钱 蓬术五钱，醋煮 三棱五钱，醋炙 牙皂五钱，去皮，炙

上药共为末，醋糊为丸如绿豆大。依前数服，行后，随以温粥补之，忌食他物。

榔霜串 必胜散 治远年近日[2]患大麻风症、癞疮，三服即愈。

大黄五钱 槟榔五钱 白牵牛五钱 粉霜五分 各为

---

① 五噎：鲍本下有“喲哈”2字。

② 日：原无，据鲍本补。

细末，分作三服。用生姜四两绞汁，入砂糖半酒盏，水调匀，于晚间临睡腹中稍空，卧床上服之。至三更，遍身手足俱麻木如针刺，头目、齿缝俱痛，此药寻病之功。取下二便，或青或白，或黑或黄，或红虫之类，此乃病根也。三十日内服药三次，渐痊，眉毛、须发俱生，肌肤如旧。或齿缝出血，漱齿药列于后。

漱齿药 贯仲五钱 黄连五钱 为末，用水一钟煎四、五沸，入冰片少许搅匀，漱口。每日壹服，煎漱。忌食动风、油腻之物。一月即愈。

黄甲串 偷刀散 治横痃便毒。未成者，内消；已成者，脓从大便下。

生大黄二钱 白芷二钱 穿山甲煅存性，二钱，为末，每服三钱，空心酒送下。

巴豆串[1] 治痢疾。

苍术取坚白者，米泔水浸一宿，去毛、皮 厚朴姜汁炒 陈皮各十二两 蓬术 三棱 归身各六两 枳壳 木通各八两 土黄连一两 木香 天竺黄各五钱 用陈米一斗，入巴豆四百九十粒，同炒黄色为度，去巴豆不用。共前药为末，和匀。每服一钱，或二钱、三钱，视病之轻重。空心、午后、晚，每日三服，红色甘草汤下、白色姜汤下、红白相兼甘草姜汤下。水泻，米汤下；气滞，木香汤下；噤口，人参白术汤下。忌生冷、油腻、滑肠之物，茶水并忌之。

无极丸 治男女诸病。妇人经血不通，赤白带下，

① 巴豆串：原无，据鲍本补。

崩漏不止，肠风下血，五淋，产后积血，癥瘕腹痛，男子五劳七伤，小儿骨蒸潮热，其效甚速。宜六癸日合。

大黄一斤，分作四分：一分用童便一碗，入食盐二钱，浸一日，切晒；一分用醇酒一碗浸一日，切晒，再以巴豆仁三十五粒，用豆炒黄，去豆不用；一分用红花四两，泡水一碗，浸一日，切晒；一分用当归四两，入盐醋一碗，同浸一日，去当归，切晒。共为末，炼蜜丸如桐子大，每服五十丸，空心温酒下。利下恶物为验，未下再服。

备急丸 治心腹诸疾，卒暴百病。

大黄、巴豆、干姜各一两，捣筛，炼蜜捣和，为丸如小豆大。每服三丸。凡客[①]中恶，心腹胀满，痛如钻刺[②]，气急口噤，卒死，以暖水或酒，服之或灌之。不愈[③]，再服三丸，腹中自然鸣转，但以吐下[④]即愈。若口已噤者，灌之即瘥。

乌龙串一粒金丹，又名捉虎丹 专治风寒暑湿脚气，不问远年近日，一切走注，疼痛不可忍。临发时，空心服一丸；赶到足面上，赤肿痛不散，再服一丸；赶至脚心中，出黑汗，乃除根。如痛在上，食后临卧时酒送下，自然汗出定痛为验。中风瘫痪，麻痹不仁，手足不能屈伸，偏枯，用酒下二丸。初中风不省人事，牙关不

---

① 客：鲍本此下有“杵”字，无“中恶”。

② 钻刺：原作“错刀”，不如鲍本“钻刺”更确，因改。

③ 不愈：鲍本作“不知”。

④ 下：原脱，鲍本有。若无“下”字，与方义不合，因补。

开，研一丸，酒调灌下，亦验。

白胶香研　草乌去皮脐　五灵脂　地[1]龙去土净　木鳖子去油，各一两五钱　乳香　没药　当归各七钱五分　麝香二钱二分　京墨烧酒浸，一钱五分，共为末，和匀，糯米粉为丸如芡实大，温酒研化一丸，神效。

轻粉串　治小儿吃泥。

轻粉一分　砂糖和丸如麻子大。空心米饮下一丸，良久泻去泥土，即瘥。

犀黄串　辟瘴明目。

升麻　犀角　黄芩　朴硝　栀子　大黄各二两　豉二升，微熬，同捣末，蜜丸如梧桐子大。觉四肢大热，大便闭结，即服三十丸，取微利为度。四肢小热，只食后服三十丸。非但辟瘴，兼[2]能明目。

天一水串　韩[3]飞霞制，通利水道。按：方内需用人参，如无，以高丽参代之，或真潞党参亦可。

灯心一斤，米粉浆染，晒干，研末，入水澄去粉，取浮者晒干，二两五钱　赤白茯苓去皮，共五两　滑石水飞，五两　猪苓二两　泽泻三两　上药为末。人参一斤，切片，熬膏　和药丸如龙眼核大，朱砂为衣。每服一丸，随症用引调服[4]。本天一生水之妙，故治诸病以水道通利为捷径也。亦治难产不下者。

---

① 地：原作“土”，据鲍本改。

② 兼：原作“甚”，据鲍本改。

③ 韩：鲍本作“白”。均为一人，即明·韩悉，号飞霞道人。曾更名为白自虚，故世称白飞霞。著《韩氏医通》。

④ 调服：鲍本后有“大段小儿生理向上”。

牵牛串 治男妇五般积气成聚。

黑牵牛一斤 生捣末八两，余渣以新瓦炒香，再捣取四两，蜜丸如梧子大。至重者三十五丸，陈皮、生姜煎汤，卧时服；半夜未动，再服三十丸，当下积聚之物。寻常行气，每服十丸，妙。虚者慎用。

禹功散 治诸水饮病。

黑牵牛头末四两 茴香一两，炒 为末。每服一、二钱，以生姜自然汁调下，则气利而饮自消。若虚者，宜审慎用之。

双牛串 济世散 治一切痈疽发背，无名肿毒，年少气壮者。

黑白牵牛各一两 布包，捶碎。以好醋一碗，熬至八分，露一夜。次日五更温服，以大便出脓血为妙。

龙脑串 治痘疮黑靥①。

生猪油一两 龙脑五厘 温酒和服。

又方：

用豮猪第二番血清半盏，酒半杯和匀，入龙脑一分，温服。良久，利下瘀血一、二次，疮即红活。医所不治，百发百中。

按：痘疮黑靥，用狗蝇七枚，狗身上跳飞者，夏月极多；冬则藏狗耳中，宜预收备用。擂细，和醅酒少许调服。黄退庵先生《橘旁杂论》极言其效。黄乃嘉善名医也。

---

① 治痘疮黑靥：原作方名，却无方组，下接按语。鲍本此前有“龙脑串”一名，且出方组。故原本脱此方及又方，今补。

五香串 治腹心气，胁痞积，一切痛症，立效。

沉香 丁香 木香 檀香 乳香去油 巴豆霜各三钱 大黄 甘草 郁金 苍术 五灵脂 陈皮 厚朴 雄黄各五钱 豆蔻肉六钱

右药共研为细末，醋糊为丸如梧桐子大，朱砂二钱为衣。每服五丸，重者七丸、九丸，或至十一丸，总取单数①。空心热酒送下。忌生冷、油腻。气虚之人及孕妇忌服。

车螯串 名转毒散 治发背痈疽，不问深浅、大小，利去病根，则免传变。

车螯 即昌蛾，背紫光厚者，以盐泥固济，煅赤出火毒，一两，生甘草末一钱五分，轻粉五分，为末。每服四钱，用瓜蒌一个，酒二盏，煎一盏，调服，五更转下恶物为度。未下，再服，甚者不过二服。

又方：车螯四个 黄泥固济，煅赤，出火毒，研末 灯心三十茎 瓜蒌一个，取仁，炒香 甘草节炒，二钱 通作一服。将后三味入酒二碗，煎半碗，去滓，入蜂蜜一匙，调车螯末二钱，腻粉少许。空心温服，下恶涎毒为度。

八宝串 消臌至神汤 臌胀经年而不死者，必非水臌，乃气臌、血臌、食臌、虫臌也。但得小便利而胃口开者，俱可治。

茯苓五两 人参一两 雷丸三钱 甘草二钱 萝卜子一两 白术五钱 大黄一两 附子一钱 水十碗，煎成二碗。早晨服一碗，必然腹内雷鸣，少顷必下恶物满桶，

① 总取单数：原无，据鲍本补。

急倾去，另换一桶；再以第二碗继服之，必又大泻大下，至黄昏而止。以淡米汤饮之，不再泻矣。然病人惫乏已甚，急服后方以调理之。

人参一钱　茯苓五钱　薏仁一两　山药四钱　陈皮五分[1]　白芥子一钱　水煎服，一剂即愈。忌食盐者一月，犯则无生机矣。先须再三叮嘱，然后用药治之。

庚生按：此方出《石室秘录》，又见于《观聚方要补》。予尝试之，极有效。《观聚方》茯苓用五两，宜从之，此物淡而无味也；《观聚方》陈皮用五分，宜从之，否则太嫌破气矣。

泻腋气

精猪肉二大片，以甘遂末二两拌之　夹腋下，至天明，以生甘草一两煎汤饮之。良久泻出秽物，须埋于荒野处，恐秽气传染人。于是三、五次即愈。虚弱者，间日为之。

腹胁痞块

雄黄一两　白矾一两　为末，面糊调膏摊贴，未效，再贴。数月，必待大便数百斤之状，乃[2]愈。

发背初起

疑似者，以秦艽、牛乳煎服。得快利三、五行，即愈。

逐黄散　治小儿黄疸，眼黄脾热。

瓜蒌焙干炒，研　每服一钱。水半升，煎七分，卧

---

① 分：鲍本作“钱”。下文庚生有辨，故“钱”当误。

② 必待……乃：原无，据鲍本补。

时服。五更泻下黄物，立愈。

绞肠痧

马粪一两，炒黑 入黄土一撮微炒 黄酒乘热服五钱，一剂即痛去如失。非吐即泻，气一通而痛辄定矣。按：此方兼治霍乱，奏效甚神。滚水亦可调服，不必定用黄酒也。

单方 总治门

金液丹[1] 治男子腰肾久冷，心腹积聚，胁下冷痛，腹中诸虫，失精遗尿，形羸力劣，腰膝痛弱，冷风顽痹，上气衄血，咳逆寒热，霍乱转筋，虚滑下利。又痔漏、湿䘌生疮，下血不止，及妇人血结寒热，阴蚀疽痔等症。

硫黄十两研水，用瓷盒盛，以水和赤石脂封口，盐泥固涂。晒干，地内先埋一小罐，盛水令满，安盒在内，用泥固涂，慢火养七日七夜。候足，加顶炭一斤，煅。俟冷，取出研末，每一两用蒸饼一两，水浸，为丸如桐子大。每服三十丸，侵晨空心米饮下。又治伤寒身冷脉微，或吐或利，或自汗不止，或小便不禁，并宜之，得身热脉出为度。

暖益腰膝 硫黄半斤 桑柴灰五斗 淋取汁，煮三周时，以铁匙抄于火上试之，伏火即止，候干，以大火煅之；如未伏，更煮，以伏为度。煅好研末，穿地坑一尺二寸，投水于中，待水清，取和硫黄末，坩锅内煎如

---

① 金液丹：原无，据鲍本补。

膏，铁铲[①]抄出，细研，饭丸如麻子大。每空心盐汤服十丸，极有效验。

都梁丸　治头风眩晕。女人胎前产后伤风头痛，皆效。

香白芷一味不见火，洗晒为末，蜜丸如弹子大。每嚼一丸，以清茶、或荆芥汤化下。

白虎丹　专治痧症。初觉头疼恶心，遍身、腰腹作痛，不思饮食，即进一服，当时青筋血散。若过三、五日，青筋已老，多服方效。

南方名痧症，北名青筋[②]。此药兼能顺气下血，化痰消滞。又治心腹诸痛，崩漏带下，久患赤白痢疾，打扑内伤，血不能散，或因气恼致病，服之神效。

千年石灰洗净，刮去垢，为末，水飞过，晒略干，姜汁丸[③]如梧桐子大。每服五十丸，以病之轻重加减，烧酒送下。按：此方见《万病回春》，屡用获效。但石灰慎勿用新者。

单方 内治[④]门

金粟丸　治久嗽暴嗽。

叶子雄黄一两　研末，用以纸筋涂小盒子一个，盛药[⑤]，泥固济令干，水调，赤石脂封口，更以泥封待

---

① 铲：原作“匙”，鲍本作“铲”，义长，因改。

② 南名痧症，北名青筋：原作“南方痧气，北方青筋”，据鲍本改。

③ 晒略干，姜汁丸：其中“晒”、“姜汁”3字据鲍本补。

④ 单方内治：鲍本“单方内治”在卷三末，卷四自“外治”起。今依此调整内容。

⑤ 叶子……盛药：内“叶子”、“以纸筋涂小盒子一个，盛药”，原无，据鲍本补。

干。架在地上，用炭火十斤簇煅，候火消三分之一，去火待冷，取出当如镜面光明红色，在瓷钵内细研，蒸饼丸如米大。每服三丸、或五丸，以甘草汤吞服之，服后稍睡，良久即愈。

庚生按：此方似太猛峻，用时须审病人虚实为妥。予尝以一方，治久嗽颇效，方附后：香橼一枚，去核切片，以清酒同捣烂，入砂罐，文火徐徐煮之，自黄昏至五更为度。用蜜拌匀。唤醒病人，嘱其用匙挑服，服毕再睡片时，一次即愈。又方：向南柔桑枝一束，折寸断，纳砂罐中，入水五碗，煎至一碗，饮之亦效。

仙传膏　专治血症。

剪草一斤　洗净晒干，为末，入生蜜二斤，和为膏，以器盛之，不得犯铁器。每日蒸晒一次，九蒸九晒乃止。病人于五更时面东坐，不得语言，以匙抄药四匙食之，良久以稀粟米饮压之。药只宜冷服，米饮亦勿大热。服后或吐或呕，均不妨。久病损肺咯血，只一服即愈。寻常嗽血妄行，每服一匙可也。此药绝妙。

庚生按：此许学士方也。专治劳瘵，吐血肺损及血妄行等症。许公盛推其妙，称为神授云。剪草疑即茜草，本草虽载其名，只云生山泽间，苦凉无毒，未明形状。《本事方》谓剪草如茜草，婺州、台州皆有之，人鲜知者。细绎方意，盖即茹藘也。沈金鳌云：剪草止血，茜草行血。近时药肆亦不知此品。

青藤膏　治一切风疾。

青藤出安徽太平荻港者上，二、三月间采之　不拘多少，入釜内，微火熬七日七夜成膏，藏瓮器中。同时先备梳三、五把，量人虚实，以酒服一茶匙后，将病人身上拍一掌①，其后即遍身发痒不可当，急以梳梳之，要痒止，即饮冷水一口便解，风病皆愈。须避风数日。

庚生按：青藤本名青风藤，生台州山中。其苗蔓生木上，四时常青。主治风疾，兼治风湿流注，历节鹤膝，麻痹瘙痒，损伤疮肿等症。此方见《集简方》。

鸡子饮 治狂走伤寒。

出过小鸡的蛋壳，泡汤服即睡。

白虎历节风 感风湿而成。遍身掣肘②疼痛，足不能履地二、三年，百药不效，身体羸瘦。

木通二两，切细 取长流水煎汁。服之后一时许，周身发痒，或发红点。勿惧，上下出汗即愈。

骨蒸劳病③

石膏十两，研如乳粉，水和。服方寸匕，日再，以身凉为度。

干血劳 过三年者不治。

白鸽一只，去肠净 入血竭：一年者，一两；二年者，二两；三年者，三两。以针线缝住，用无灰酒煮数沸，令病人食之，瘀血即行。如心中恍乱者，食白煮肉一块，即止。

治大风 此恶疾，势不可救者，用此药治之。

皂角刺二斤，洗净 研为粗末，蒸一、二次，晒干，

---

① 掌：原作“下”，据鲍本改。

② 肘：鲍本作“肿”。

③ 骨蒸劳病：原无，据鲍本补。

再研细，浓煎。食远[1]，加大黄一钱 调白滚汤服，须发再生。

疟疾 不拘远近。

鲫鱼草带根七个，好酒煮透，露一宿，次晨复热透，向东服两剂，即愈。

又方：

薏仁一两 煎好酒半壶同煮，露一宿，次晨热透，去薏仁饮酒，神效。

猝[2]心痛 牙关紧闭欲死者。

老葱白五茎，去皮、须，捣汁，以匙送入咽中，再灌以麻油四两，但得下咽，即苏。少顷，虫积皆化为黄水而下，永不再发，累能救人。

庚生附 厥逆腹痛方 此症阴毒伤寒及时症常有之。

鸡子七枚，连壳煮熟，去壳，对切开，覆脐眼上，稍冷即换。七枚遍覆，阴气尽收入鸡子内，即愈。

心疼

香樟树皮刮去面上黑黄，用内第二层皮捣碎，煎汤服下即止，永不再发。

庚生按：心痛之症，世不多见，实乃胃气痛耳。莫氏一方，治胃气痛颇验。方用艾叶十片揉碎，在铜器内微火炒黄，将盐卤二钱拌入，炒干，取出研细末，用烧酒一杯送服，俟腹内作响，或降气，或吐清水，即愈。戒食茶水、油腻数日。逢初二、十六，再进一服，淡盐

---

① 食远：原无，据鲍本补。

② 猝：鲍本目录作“卒急”。

汤下，永不发矣。此方平淡而有效，惟须临时修合，并不得令妇女、鸡犬见之。

腰脚疼痛

扫帚子三钱炒，黄研末，用黄酒冲服，即止。

筋骨疼痛 如夹板状不可忍者。

骡子修下蹄爪甲，烧灰存性，研末，或黄酒，或滚汤，调服立愈。

水肿

田螺不拘多少，水漂净，加香油一盏于水内，其涎自然吐出，取涎晒干，研为细末。每遇，服不过三分，酒调下。水自小便下，气自大便出，肿即消散。再服养脾肾之药，即愈。

庚生按：水肿用前方治之，内有积热者为最宜。忆《香祖笔记》中载一方颇简便，予曾试用有效。方用老丝瓜络三条，去子，剪碎 巴豆四十九粒，去壳 将巴豆和丝瓜络同炒，俟巴豆深黄色，去巴豆，入黄米三合，同丝瓜络同炒，至米黄为度。取米研粉，为丸如梧子大。每服三十粒，用薏仁汤下，神效。

哮喘

鸽粪。用瓦烧红，将鸽粪放上，自然成灰，研细末，好酒送下，立止。

又方：

僵蚕七条焙黄，为末，或米汤，或茶酒送下，即愈。

庚生按：治哮喘用圆明散，得效甚捷。方用瓜蒌二枚，每个上开一孔，入明矾如蚕豆大五粒，盖好，在瓦上煅存性，研末。以熟萝卜同食之，药尽病除。又：孟河马氏治吼喘秘方亦奇验。方用白果十一枚，炒香　黄芩五分　杏仁一钱　麻黄一钱五分　苏子一钱　法半夏　款冬花　桑白皮各一钱　甘草五分　煎服。

痰饮吐水

赤石脂一斤，捣，筛　日服方寸匕，酒饮加至三匕。至三日，服尽一斤，终身不吐痰水，又不下痢，能补五脏，令人肥健。有人患痰饮，服诸药不效，服此遂愈。

酒积　年久者，饮酒[1]即痛及吐。

桃奴不拘多少，为末。酒服三钱，其效验如神。

酒积酒毒

天南星一斤　土坑烧赤，沃酒一斗入坑，放南星，盆覆，泥固济，一夜取出，酒和水洗净，切片，焙干为末。入朱砂一两，姜汁、面糊丸如梧桐子大。每服五十丸，姜汤下。

积块黄肿

年久砂锅研末，水飞过，作丸。每酒服五钱。

风眼赤烂

明净皮硝一盏，水三碗，煎融，露一宿，滤净澄清。朝夕洗目，三日其红即消散，虽年久[2]亦愈。

洗眼中星　久不能去，止可去暂时者[3]。

白蒺藜三钱　水煎洗之，三日即无星。

① 酒：鲍本作“肠”。

② 虽年久：鲍本作“半世”。

③ 久不能……暂时者：原无，据鲍本补。

附方：目中起星，以人乳磨山茨菇。汁滴目中，日三、四次即退。

红眼

荸荠汁涂上即愈。

痘入目中

猪血点之，即不生翳；或以鳝鱼尾血点之，即移开。

睡起目赤 睡起良久如常者，血热也。卧则归于肝，故热则目赤肿，良久血散如常也[①]。

生地黄汁浸粳米半升，晒干，三浸三晒。以米煮粥，食一盏，数日即愈。以其能清血热也。

目生翳膜

细料白瓷钟一个，大火煅过，研极细末，筛过，加雄黄二分，为末。早晚各点少许，不可多用，以牛角簪拨出翳膜为妙。若红肿，用人指甲末点四角即愈。

庚生按：去翳用白瓷钟，须择旧碎瓷，如哥窑、白定、粉澄、明建等瓷，用之方可；且须细研细筛，用水飞过，研至无声为妙。一或不慎，无益有损。新者万不可用！

附：去赤翳方

田螺一枚去靥，以川连细末掺入，露一宿。早晨取化出之水，点之即退。

喉风

木鳖用碗片刮去皮毛，取仁切薄片，浸冷水内三时

① 睡起……如常也：原无，据鲍本补。

许。撬开病人口，连水滴下口内，润至喉间，立时见效。

惊风[①]失音

蜜陀僧末一匕，茶调服即愈。

咽中结块　不通水米，危困欲死。

百草霜蜜丸如芡实大。每用新汲水化一丸灌下，甚者不过二丸。名百灵丸。

小儿舌膜　初生小儿有白膜皮裹舌尖，或遍舌根。急以指甲刮破，令出血，以烧矾末如半绿豆大敷之。若不刮去白膜，儿必哑。

鼻血不止　蒜一枚，去皮，捣如泥，作饼子如钱大，厚一豆许。左鼻出血，贴左足心；右鼻出血，贴右足心；两鼻中俱出，俱贴之。立瘥。

鼻中肉坠　藕节有须处，烧灰存性，为末。吹患处。此方见《养生经验合集》内载此方。

喷嚏丸　治中风不语、尸厥等症，中恶、中鬼俱妙。

生半夏三钱　为末，水丸如黄豆大。塞鼻孔中，必喷嚏；如不止，以凉水饮之，立止。

庚生按：此方兼治五绝、中痰等症。半夏以研细末，吹入鼻中为宜。盖为丸塞鼻，每致闭气，反为害矣；或临用时以水为丸，庶无干硬闭窍之弊。

灌鼻出涎方　治远年近日风痫，心恙风狂，中风涎潮，牙关不开，破伤风搐者。用不蛀肥皂角一斤，去

① 风：原作“气”，据鲍本改。

皮、弦、子，切碎，以酸浆水浸，春秋三、四日，夏一、二日，冬六、七日。揉捞去滓，将汁入银器或砂锅，慢火熬透，以槐柳枝搅成膏，取出摊厚纸，阴干收贮。用时取手掌大一片，温浆水化在碗内，用竹筒[①]灌入病人鼻孔内，良久涎出为验。如欲涎出止，服温盐汤，一、二口即止。忌食鸡、鱼、生冷、湿面等物。

耳鸣

生地黄切断，纸包，火煨。塞耳，数次即愈。

耳内肿痛

瓦松捣汁，灌之。

风热牙痛 紫金散 治一切风热牙痛，去口气，大效。

大黄瓶内[②]烧存性，为末。早晨揩牙漱口。

痧胀腹痛 凡痧胀，夏月多患此症，面色紫赤，腹痛难忍。如饮热汤，便不可救；即温汤，亦忌服。如遇此症，速以生黄豆咀嚼咽下，约至数口[③]，立刻止痛。平常人食生豆，最引恶心；止有痧胀，人食之反觉甘甜，不知生腥气。此方既可疗病，且可辨症，真奇方也。

暑天怕风[④]

鹅不食草阴干，用好烧酒浸一宿，干后再浸，如此七次。若右边痛，将草塞右鼻；左痛，塞左鼻。约一时许，鼻流冷水即愈。

---

① 温浆……用竹筒："浆"、"用竹筒"4字原本无，据鲍本补。

② 瓶内：原无，据鲍本补。

③ 约至数口：原无，据鲍本补。

④ 暑天怕风：鲍本无此方。

痞块

八月白露后，收糯稻上露水，晚间服二次，吃下即消。

膈气[1]

壁虎两个，雄一雌一。先备小竹筒二个，置真麻油，入虎浸一宿，放在古瓦上慢火炙脆，取末。每一钱，加麝香三分和匀。每服只用一分二厘，作三次服下：一次五厘，二次四厘，三次三厘。烧酒送下，即开关。先进稀粥，三、五日后方可吃饭。初起者，一服即愈；久者，二服全愈。

治痞积神方

陈核桃烧灰存性。如患痞者，小儿每岁服一厘，十岁以上只可服一分，不得多服；大人亦只服一分。滚汤调服，每日如数，须秤极准分两，不可多少。服至二、三日，便泻黑粪；十日以后，必出鼻血一次。患者勿惧，此是药验也。必待黑粪变为黄粪，痞渐消散，然后停药。此方百发百中。

庚生按：痞积症，小儿为多。此方初起为宜；如日久者，不若华阴李孝廉方为妥善。予尝试验，屡有奇效。

方用大枣百枚，去核。以生军切如枣核大，塞于枣内。用面裹好，煨熟，捣为丸如蚕豆大。每服七丸，日再服，神效。

盗汗

五倍子去蛀末，炙干研末。男用女唾，女用男唾，

①膈气：此方原无，据鲍本补。

调厚①糊填脐中，外用旧膏药贴之，勿令泄气，两次即愈。

庚生按：盗汗用此方极灵验，且有益无损，予尝加入龙骨等分同研，如法用之，并可治梦遗、滑精等症，神效非常。

消渴饮水

蜜陀僧二两研末，汤浸蒸饼，丸如梧桐子大。浓煎蚕茧盐汤，或茄②根汤，或酒下。一日五丸，日增五丸，至三十丸止，不可多服。五、六服后，以见水恶心为度。恶心时，以干物压之，日后自定。此方甚奇。

白浊

羊角火煅，刮灰末三钱，酒送下，立除。

止呃逆

刀豆子烧存性，白汤调服二钱，立止。

变通丸 治赤白痢疾，日夜无度，及肠风下血。

黄连二两、吴茱萸二两，汤泡七次，同炒香，拣出各自为末，粟米饭丸如梧桐子大，分贮。每服三十丸。赤痢，用黄连丸十五粒，甘草汤下；白痢，用茱萸丸十五粒，干姜汤下；赤白痢，各用十五丸，米汤下。按：白痢未必皆寒，干姜宜酌用。

治痢初起 不问男妇、室女、妊娠、小儿，皆治之。

---

① 厚：原无，据鲍本补。

② 茄：原作“茹”。鲍本作“茄”。考此方即《本草纲目》所引《选奇方》，以“茄”为正，因改。

白萝卜二、三斤洗净，连皮放石臼内，捣碎绞取浓汁。如十岁以内小儿，每日吃一饭碗，大人，每日吃二、三饭碗。俱要冷吃，不必见火，忌荤腥杂味。并治疫痢如神。

庚生按：治痢用银花为炭，赤者白糖冲下三钱，白者赤糖冲下三钱，即止。

又方：赤痢以白鸡冠花，白痢以赤鸡冠花，烧灰存性，酒下，神验。并治赤白淋。

血崩　诸药不效，服此立止。

甜杏仁上黄皮，烧存性，为末。每服三钱，空心热酒调下。

庚生按：血崩一症，极危极险。予尝治一老年妇人，骤然崩注，百药不效。偶检《药谱明疗》，中载一方：用女贞子五钱，当归身三钱，北沙参三钱，新会皮二钱五分，莲肉三钱，丹参二钱五分，绵芪三钱，各为粗末。用小雌鸡一只，以粗麻线勒毙，去毛并肠杂，入药于鸡腹内煮。半周时去药，食鸡及汤。因尚平妥，试之即止，其后屡用屡验。

梦泄

紫花地丁草捣为膏，贴脐上，立止。

红白淋带

莲蓬三十个，连梗[1]连子取来。将梗[2]连壳，用水五碗，煎至三碗服之。如止，不必吃[3]；不止，再服一

① 梗：原作“根”，据鲍本改。

② 梗：原作“十根”，据鲍本改。

③ 如止，不必吃：原无，据鲍本补。

剂。连服三剂，即除根。

庚生按：淋症方用冬瓜二、三枚，每日煮食。二、三斤自愈，颇有奇功。如系血淋，用干柿饼烧存性研末，米饮下，亦神效。

乳汁不通

白僵蚕为末，酒服二钱，少顷以芝麻茶一盏投之，梳头数十遍，乳汁如泉也。

生乳

产后无乳汁，用莴苣三、五枚，一味煎汤服，立下①。

乌痧惊风 遍身都黑者，急推向下。

黄土一碗捣末，入陈醋一钟炒热，包定熨之，引下至足，刺破为妙。

急慢惊风 吊眼撮口，搐搦不定。

代赭石火烧、醋淬十次，细研水飞晒干。每服一钱，或五分，煎真金汤调下，连服三剂。小儿足胫上有赤斑，即是惊风气已出，病即安也；无斑点者，不可治。按：急惊风用青蒿梗中虫，焙干研末，调灯心灰末少许，服之极神效。慢惊风，则当投温补者，此方宜酌用。

小儿舌笋 小儿不吃乳啼哭者，即看舌上起白泡一粒，名舌笋。如不治，即死。

鲜生地取汁；如无生者，以干生地，凉井水浸开，捣烂取汁。涂患处数次，立愈。

蚬子水 痘后以此水洗面，渐生肌肉，并无斑痕。

---

① 立下：鲍本作“乳汁自然淋漓”。

用活蚬子不拘多少，以水养五日。每日取此水，常洗手、面。

狐臭

凤仙花不拘红白，捣成大丸，挟腋下，待干，再换，每日易三、四次。二、三日内，腋下结有黑痣，以矿灰调水点去，永断根矣。

验胎方 经水三月不行，欲知是胎与否，以此验之。

川芎末一匙，用蕲艾煎汤，空心调服。腹内微动是有胎，不动者非也。

神仙外应膏 治筋骨疼痛，手足拘挛。

川乌一斤为细末，隔年陈醋入砂锅内，慢火熬如酱色，敷患处。如病有一年者，敷后一日必发痒，痒时令人用手轻拍之，以不痒为度。先用升麻、皮硝、生姜煎汤洗之，然后上药，不可见风。

鼻中出血

大蒜捣烂，贴定足心，血立止，即拭去。此方与前鼻血不止方同。或用茅花三、五钱，煎汤服。余闻有人以发浸冷水内即止①。

庚生按：鼻血一症，小儿为多。日久不愈，亦能损人。此二方只可暂止，未能去病。如用大红石榴花，阴干研末，嗅之亦愈。

稀痘神方

凡婴孩，无论男女，用肥大光洁川楝子。一岁至三

① 余闻……即止：原无，据鲍本补。

岁者，七个，臼内捣烂，用水三碗，在新砂锅内煎浓，倾入盆内，避风处将新稀白布一方蘸水，自头至足，遍身洗擦，不留余空，仍将布拭干，避风一刻；四、五岁者，用川楝子九个，水五碗；六、七岁者，用川楝子十五个，水七碗；八岁至十岁，用川楝子二十个，水九碗；十一岁至十五岁，用川楝子三十个，水十五碗；照前煎浓。擦洗、捣烂时忌铁器。非但不出痘，并能免疮疖。如不信，或手或足，任留一处，将来出痘时必聚一块。此系神效仙方，洗时，须择七个除日，洗七次。如五月至八月初止，内有七个除日，正在热天，尤妙。

串雅内编 卷四

钱塘赵学敏恕轩纂辑
钱塘吴庚生平格补注

单方[①] 外治门

国老膏 治一切痈疽诸毒，预期服之，能消肿逐毒，使毒不内攻，功效甚大。

大横纹粉草二斤，捶碎 河水浸一宿，揉取浓汁，再以密绢绞过，入银石器内，慢火熬成膏，以瓷罐收入。每服一、二匙，无灰酒或白滚汤下。平日服丹药以致毒发者，亦可解之。

乌龙膏 治一切痈疽发背、无名肿毒，初发焮热未破者，立效。

隔年小粉，愈久愈佳，以砂锅炒之。初炒如饧，久炒则干成黄黑色。俟冷定，研末，陈米醋调成糊熬如漆，瓷罐收之。用时摊纸上，剪孔贴之患处。觉，即如冰冷，疼痛亦即止，少顷觉微痒。听其干燥，弗动，久

① 单方：鲍本卷四从此处始。

则毒自消，药力亦尽而自然脱落矣，甚妙。

消痈酒

万州黄药子半斤，紧重者为上；如轻虚，是他州所产，力薄①，用须加倍。取无灰酒一斗，投药入中，固济瓶口，以糠火烧一周时，待酒冷乃开。时时饮一盏，不令绝酒气。经三五日后，把镜自照，自觉消矣。

止肿毒

蓖麻子仁捣敷，即止。

恶疮疔毒

觅极大过网飞丝蜘蛛，其飞丝能过墙、过檐者最妙，捣烂，以热酒冲服下，管取毒气立消。

快马痈

山药磨沙糖水，搽围即散。

寿星散　专治恶疮。痛不可当者，掺之不痛；不痛者，知痛。大南星一味，为末。如背疮大痛者，遍掺于上，即得安卧。不痛者，掺之知痛，即可治也。

乳岩②

用桑叶脂不拘，头二叶摘去半段，取后半段脂三分。黄柏八钱，水煎干，止用三分。饭锅蒸一次，夜露一宿，涂患处。虽烂见骨者，亦能收口平复。

多骨痈

紫玉簪根捣烂，敷上其骨自出。

---

① 薄：鲍本作“慢”。

② 乳岩：原无，据鲍本补。

疔疮

菊花叶捣烂取汁，擂，入酒尽量饮醉，将渣敷患处。次日即愈。

起杖疮疔皮

羊粪烧灰，香油调敷疔上，以腊油膏药盖之。一、二日即下。

横痃便毒

鸡子一个，头上打一小孔，将红娘子六个装入内。用草纸包鸡子，慢火煨熟。去红娘子，止食鸡子，酒送下。

一切痈疽

赤小豆四十九[1]粒为末，用水调涂之，无不愈者。但其性黏，干则难捣；入苎根末少许，则不黏矣。此法尤佳。

脱疽　此症发于脚趾，渐上至膝，色黑，内痛不可忍，逐节脱落而死。亦有发于手上者。

土蜂窠研细，用陈醋调搽，应手而愈。

指生天蛇

鸡子开一孔，将指套入内，待蛋化水，又换一个。如此三枚而已。天蛇痛臭甚者，黑豆生研末，入茧内笼之。

诸疮胬肉　如蛇出数寸者。

硫黄末一两，肉上敷之，即缩。

棉花疮

逼蛇草叶捣取汁，用好酒冲服，将药渣敷疮毒上，即消。

---

① 四十九：鲍本作“七十”。

痈肿无头

黄葵花子研末，酒冲服。一粒则一头即破，两粒则两头破，神效异常。

消瘤

极细铁屑，醋拌，放铜杓内煅，干，再拌，如此三次。研细，再用醋调敷，便觉患处不甚适意。过一宿，剥去再敷，以平为度。

腋下瘿瘤

长柄葫芦烧存性，研末。搽之，以消为度。

头疮生蛆

以刀刺破疮，挤丝瓜叶汁搽之。蛆出尽，便绝根矣。

乳痈

佛手、山药捣敷患处，但围四周，露出头。次日即出脓消去，最验。

又方名一醉消：石膏煅红，出火毒，研细。每服三钱，温酒下，添酒，尽醉为度。睡觉，再进一服。

庚生按：一醉消方须量人虚实用之，不可轻投。予尝以杨氏秘方试之甚效，较此稳妥也。方用泥鳅一尾，捣极烂，入生豆浆搅匀，涂敷患处即消。此方兼治肿毒初起。

乳头裂破

秋月冷露茄子裂开者，阴干烧存性，研末。水调，涂之即愈。

瘭疽毒疮　肉中忽生黯子如粟豆大者，如梅李，或赤、或黑、或青、或白。其中有核，核有深根，应心肿泡，紫黑色，能烂筋骨，毒入脏腑，即死。宜灸黯上百壮。以酸模叶，根、叶、花形同羊蹄，但叶小味酸为异，其根赤黄色。敷其四面，防其长也。内服葵根汁，其毒自愈。酸模叶平地亦有。

甲疽延烂 疮肿黄水，浸淫相染，五指俱烂，渐上至腿脚趺，泡浆四边起，如火烧疮，日夜怪憎，医不能疗。

绿矾石五两 烧，研末，色如黄丹，收之。每以盐汤洗拭，用药末厚敷之，再以软帛暖裹，当日即脓断疮干。每日一遍，用盐汤洗濯，有脓处务使洗净，敷药。其结痂干处不须近。但有急痛者，涂酥少许令润。五日即觉疮上痂起，依前洗敷十日，痂渐剥尽。软处或更生白脓泡，即擦破，敷之自瘥。神效。

鹅掌风

香樟木打碎煎汤。每日早晚温洗三次即愈。洗半年，愈。

腿臂湾生疮 两腿、两臂弯生疮，痛痒经久不愈。

多年风窗上蠡壳烧灰，以腌猪油同捣如泥。涂之，经宿即愈。

散毒 围诸般肿毒。

柳枝尖头十数斤，入锅内熬膏，如砂糖样。加蜜半斤熬收，以瓷器贮用。

洗癞头方

蜗牛数拾条洗之。二次即愈，此方神妙。

庚生按：癞头用蜗牛洗固有效，然不及用壳虾、白糖同捣烂，于剃头后敷之，神验。但敷后痒不可当，切不可搔，待其结痂自落即痊。如或未净，再敷一、二次，无不痊也。历试多人，皆验。

瘰核

整五倍子入砂锅炒黄，为末，以好醋调膏，摊贴患处，易六、七次，即愈。不论新旧，俱验。

咽舌生疮

吴茱萸末醋调，贴两足心。过夜即愈，盖引热下行也。

喉鹅 人已气绝，心头微热者，药入口，听有声，能下咽者，无不活。

三九冬月取母猪粪，放在屋上日晒夜露七、八日，取下，用炭火上煅至烟尽为度。以水调和如糊，徐徐灌之。此须平日收贮，急切岂能待七、八日耶！

跌打损伤

苍蝇老虎数个捣烂，好酒冲服，即愈。

庚生尝得一方于江湖卖艺者，试之颇效。方用玫瑰花四十九朵，黄菊花四十九朵，红月季花七朵，土鳖虫七枚，共研细末。用童便分三次冲服。更以野菊花根叶，捣烂敷之。又方：用大魁栗研细末干敷，或嚼烂敷之，亦愈。

金疮 兼治无名肿毒。

圆眼核不拘多少，用火炙枯存性，研末，掺之即愈。如治无名肿毒，用冷水调涂。亦妙。

攧扑欲死 一切伤损，从高坠下，及木石所砟，堕马翻车，瘀血凝滞，气绝欲死者。

净土五升，蒸热。以红布重裹，作二包，替换熨之。勿过热，恐伤皮肉，取痛止则已。神效。

金刃不出 入骨缝中者。

半夏 白蔹 等分为末，酒服方寸匕。日三服，至二十日自出。

被砍断筋 此中出苏景中疗奴有效者[1]。

旋覆花根捣汁，滴患处，仍以滓敷之，日三易。半月后，断筋能续。

乳岩 硬如石者。

槐花炒黄为末，黄酒冲服三钱，即消。

又方 此病先因乳中先生硬块，初起[2]大如豆，渐渐大如鸡卵，七、八年后方破烂。一破之后，即不可治矣。宜服后方。

生蟹壳数十枚，放砂锅内焙焦，研细末。每服二钱，陈酒冲服。须日日服之，不可间断。

庚生按：蟹壳方颇有效，惟不宜多服。多则每至头昏作呕，不可不知；且蟹壳及蟹爪，最能堕胎，有娠者慎勿误投！尝见吾师马培之先生治此症，每以逍遥散为主，量为加减，应手辄愈。盖乳头属肝，乳房属胃。此症之成，胥由二经致疾耳。杭妇郑姓者患此症，后得一方，服之奇验。方用龟板数枚炙黄，研细，以黑枣肉捣和成丸。每服三钱，以金橘叶煎汤下。

火烧疮

管仲一味煅灰，香油调。涂之，立刻止痛。

---

① 此中……有效者：原无，据鲍本补。

② 先生肿块初起：鲍本作“一粒”。

火烧烂 此症切不可浸冷水中，致热毒内攻，必烂至骨。好酒十二斤倾入浴缸内，略烧温。令患者坐酒中，浸之。虽极重者亦不死。神妙。

又方 火燎油烧伤 皮烂大痛不可忍者。

好酒一钟，鸡子清三个，搅匀，入温汤内炖熟，搅如稀糊。候冷，用软笔刷患处，半日觉痒。痒后，即以晚杨梅树皮炙存性，为细末，香油调敷。

庚生按：火烧伤方颇多。旧有极验二方，附于下。敷药方：用陈年小粉炒黑色收好，临时以筛极细敷患处。如皮已破烂，即干掺之。如尚未破，用陈菜油调涂，立刻止痛。此西人方也，屡试神验。汤药方：用生大黄五钱 当归四两 荆芥三钱，炒 生甘草五钱 黄芩三钱 防风三钱 绵芪三两 茯苓三两 用水三碗，煎至一碗，温服。不可改动分量。此方实有起死回生之功。

汤火伤

秋葵花瓣不拘多少，真菜油调和如厚糊，装入瓶内收贮。次年花瓣腐烂，即可敷用，愈陈愈妙。敷之。按：此方用麻油浸，尤妙。如无此药，用地榆末，麻油调搽亦妙。火伤毁肢体者，以鸡蛋煮熟，去白用黄，入猪油去膜，比鸡蛋黄稍多，同捣烂，敷之神效。此临海良医许秀山所传秘方也。

庚生按：此方屡经试验，极效。

癣 身面上如钱大者，擦之如神。

巴豆五、六个去皮，打碎，包绢内擦之。好肉上不可擦。

水肿脚气 未全消者。

甘遂末涂腹，绕脐令满。内服甘草水，其肿便去。

庚生按：水肿脚气一症，即俗所称大脚风沙木骽是也，水乡农人多患之。一肿不消，与寻常脚气发过即消者迥别。此因伤络瘀凝，气阻风湿，热邪夹杂，留恋日久不出，致成此恙。故病初起，必胯间结核而痛，憎寒壮热，渐而下行，至足即肿胀木硬，终身不便。诚可悯也！尝见赵晴初先生《存存斋医话》载一方，颇效。予屡试之有验，因录于下。

葱白杵烂和蜜，罨胯核痛处。再以海蛰、荸荠同煎，至海蛰化尽，取汤吞服当归龙荟丸三钱，此丸药肆中有合成者。即能消散。若年久者，以黄柏八两另研末 海蛰八两勿漂 煎汤，加葱须自然汁和匀，丸绿豆大。每日茅根汤送服三钱。外用杉木刨花煎汤，入皮硝一两频洗，更以蓝布浸盐卤束之，无不愈者。并治鹅掌风及脚气，一切甚效。

口吻生疮

砂仁壳煅，研末，抹之即愈。

一抹膏 治烂弦风眼。

真麻油浸原蚕沙二三日，研细。以篦子涂患处，不问新旧，隔宿即愈。

肛门痔痛

木鳖仁带润者，雌雄各五个，研细作七丸，用碗覆湿处，勿令干。每一丸以唾化开，贴痔上，痛即止。一夜一丸，自消。

庚生按：木鳖有番鳖无壳、土鳖有壳之分，此宜用番鳖。痔疮症既不一，方亦极夥。予尝试验一方，颇平善有功，附录于后。先以甘草汤将痔洗净后，用五倍子七枚、荔枝草二两，砂锅煎水熏洗之，即愈。荔枝草，一名癞虾蟆草，四季皆有，面青背白，麻纹累累，奇臭者是。

疔疮走黄

陈年薹[①]菜研末，敷上即消肿收口而愈。试过无不效者。按：疔疮走黄，急取芭蕉根捣汁，灌之亦效。

发背阴毒 不焮肿者是。

雄鸡冠尖剪开少许，悬脚向下，滴血疮上，血尽，再换。不过五、六鸡，止痛消毒；不数日，自愈。

项下气瘿

自然铜贮水瓮中。逐日饮食皆用此水，其瘿自消。或烧烟气，久久吸之，亦可。

单方 杂治门

误吞铜钱

古文钱十个，白梅肉十个，淹过即捣烂，和丸如绿豆大。每服一丸，流水吞下，即吐出。

又方 误吞铜钱及金银，用羊胫骨灰三钱，米汤调下。次早，由大便解出。庚按：误吞铜铁，不若用松木炭研末，饴糖调服，虽金银亦能出。惟宜多服。

---

① 薹：原作“苔”，与鲍本之“薹”义不同。薹菜当为芥蓝类，陈年生卤后可治疔疮。因改。

拔白换黑

老姜刮取皮一大升，于久用油腻锅内，不须洗刷，固济勿令通气。令精细人守之，文武火煎之，不得急火。自旦至夕，即成矣。研末。拔白后，先以小簪点麻子大，入孔中；或先点须下，然后拔之，以指拈入。三日后，当生黑者。神效。

竹木刺眼[①]

白头颈蚯蚓掐断，滴血入眼，刺即出。

临杖预服[②]

无名异末，临时温服三、五钱。受杖不甚痛，亦不甚伤。

食生米　男子妇人因食生熟物，留滞肠胃，遂至生虫。久则好食生米，否则终日不乐，憔悴萎黄，不思饮食。

苍术用米泔水浸一宿，剉焙为末，蒸饼丸桐子大。每服五十丸，食前米饮下，每日三服，即愈。

齿黄

糯米糠[③]烧取白灰，旦旦擦之。黄色自退。

飞丝入眼

京墨点眼，以灯草拨去。若入口，以紫苏叶细嚼，白滚汤送下。又方：荷花缸内细泥汁点之，即刻消愈。

小儿初生无皮　亦因受胎未得土气也。

车辇土研，敷之，三日后生肤。又方：米粉用绢袋

---

① 竹木刺眼：鲍本此前有“小儿误将”4字。

② 临杖预服：鲍本无此方。

③ 糠：原作“糖”，鲍本作“糠”。此方出《本草纲目》糯糠下，因改。

包好，扑小儿周身，亦甚验，以其得谷气也。

嗜酒不已[①]

苍耳子七枚烧灰，投酒中。饮之，即不嗜。

固齿灰

腊月腌猪羊骨火煅灰，研细末。每晨擦牙，不可间断。至老，而其效益彰。头上齿骨尤佳。

实女无窍[②]

铅作铤，逐日纴之，久则自开。

秃鬓发稀

川椒四两酒浸。密室内日日搽之，自然长出。

小儿鳞体　皮肤如蛇皮、鳞甲之状。由气血痞涩，亦曰胎垢。

白僵蚕去嘴为末，煎汤浴之。如蛇蜕去，便愈[③]。

儿阴被蚓吹肿

雄鸭涎抹之，即消。

猘犬咬伤　七日一发。三七日不发，乃脱也[④]。

猘犬咬伤，若不医治，每致害命。急于无风处，以冷水洗净。即服韭汁一碗，隔七日又一碗，四十九日共服七碗。须百日内忌食酸咸，一年内忌食鱼腥，终身忌食狗肉，方得保全，否则，十有九死。

庚生按：猘犬咬伤极危险，此方颇平妥可用。又：孟河马氏一方用万年青根一、二斤，打汁温服勿炖热，

---

① 嗜酒不已：原无，据鲍本补。

② 实女无窍：原无，据鲍本补。此方出《本草纲目》，实女即石女。

③ 如蛇蜕去便愈：鲍本作“一方加蛇蜕”

④ 七日……乃脱也：原无，据鲍本补。

以微温为妙一、二碗。将渣敷于咬处，扎好勿令脱落。次日再照式敷服一次。虽癫狗咬后，日久目红音嘶，不知人事者，三、五服自愈。若平常狗咬，只须二、三两，取汁温服，一、二次即愈。予尝试验，极效。此方并治蛇咬。蛇咬、犬咬，均有牙垢毒气留于肉中。最好咬伤后即刻用热小便洗之，万不可畏痛勿洗。且蛇咬更须细洗，防其断牙在内。如有断牙，须用物取出，更挤去恶血，用小便洗净，再用敷药。再古方书猘犬咬伤，每用斑蝥入药，为丸为散，服之无益有损，万不可用。切记！切记！

蛇虺咬伤

看伤处有窍是雄蛇，无窍是雌蛇，以针挑破伤处成窍。然后取野苎麻嫩头捣汁，和酒服之二、三盏。以绞剩余药渣敷伤处，能令毒从窍中出；伤愈，将渣弃水中。永不复发。

百脚[①]咬伤

灯草烧灰，敷咬伤处，即止痛。

又方：蜈蚣咬伤

嚼香附涂之，立效。

庚生按：西人治蜈蚣咬，以白胡椒口嚼涂之，良已。

蝎毒螫伤

猫溺涂，甚妙。用蒜片擦猫牙，溺即下。

毒蛇咬伤

急饮好醋一、二碗，令毒气不随走；或饮香油一、

① 百脚：鲍本作“蜈蚣”。皆一物，用名不同。

二盏，然后用药。须要将绳扎定伤处两头。次用白芷为末，白水调下半两许，服之。顷刻咬处黄水出尽，肿消皮合而愈。

误食藤黄[①]

吃海蛇，即解。

精清不孕

凡煮米粥，滚锅中面上米沫浮面，取起加炼过盐少许，空心服下。其精自浓，即孕矣。

庚生按：此乃紫竹林秘传单方也。但须用粥油并非初滚结聚之沫，乃粥将成时厚汁滚作一团者。袁了凡先生谓为米液，专能补精。《纲目拾遗》言其能实毛窍，滋阴之力胜于熟地。诚然！诚然！

妇人乳胀

用本妇梳上垢，刮下为丸，滚水送下。

截溺 举子廷试用之。

临期，用银杏五十枚，清晨煎汤饮之，便可终日不溺。

面上黑气

半夏焙，研末，米醋调敷，不可见风。不计遍数，从早至晚，如此三日。皂角汤洗之，面莹如玉也。

舌肿 舌忽肿出口外，是受蜈蚣毒。

雄鸡血一小杯，浸之即缩。

误吞针刺

田鸡睛一对，冷水囫囵吞之。其针两头穿珠，立刻

---

① 误食藤黄：原无此方，据鲍本补。

吐出。如冬天无寻处，在桑树下掘深三尺，必有。

搽鱼骨鲠

五月五日午时韭菜地上，面东不语。取蚯蚓粪泥藏之，圆如碎珠，粒粒成块为妙。遇鱼骨哽喉，用此少许擦咽喉外皮，即消。

单方 奇病门

猴子疳 是症从肛门或阴囊边，红晕烂起，渐至皮肤不结靥，或眼梢、口旁亦红。若不早治，必至烂死。凡见此症，切忌洗浴；只用软帛蘸甘草汤揩净，然后用药。虽蔓延遍身，可保立愈。此方极秘。已救人无算。

绿豆粉一两　漂朱一钱[①]　冰片一分，或二、三分　轻粉一钱五分　为细末。将金汁调，鹅毛蘸敷上。如无金汁，雪水亦可；或用灯心甘草汤，亦可。

山鞠散 治妇人产后，乳忽细长，小如肠，垂过小肚，痛不可忍，名曰乳悬。

芎䓖　当归各一斤　以半斤剉散，入瓦器内，用水煎浓，不拘多少，频服。仍以一斤半剉块，于房内[②]烧烟，令病人将口鼻吸烟。用尽，如或未愈，再用黄芪八两煎服。如尚未缩上，再用冷水磨蓖麻子一粒，贴其顶心。片时后洗去，则全安矣。

产后肉线 产后用力，产户垂出，肉线长三、四

① 钱：鲍本作“两”，据文义，“钱”更妥帖。
② 房内：鲍本作“病人桌下”。

尺。触之，痛引心腹欲绝。

用老姜连皮三斤捣烂，入麻油二斤拌匀，炒干。先以熟绢五尺折作方袋，令人轻轻盛起肉线，使之屈曲作三团，纳入产户。乃以绢袋盛姜，就近熏之，冷则更换。熏一日夜，缩入大半，二日尽入。内服补气血之剂。此乃魏夫人秘传怪病方也。但不可使肉线断，断则不可治矣。

庚生按：此症予尝见之。肉线长尺余，有如蛔虫，色白，粗如灯心，触之掣痛。初未知此方，因以乳悬法治之，亦痊。以黄芪　川芎　当归各一斤　以半剂煎服，以半剂剉细，烧烟熏之。令病人口鼻吸受药气、药烟为妙。

发癥饮油

病发癥者，欲得饮油。用油一斤，入香泽煎之，盛置病人头边，令香气入口鼻，勿与饮之。疲极眠睡，虫当从口出。急以石灰粉手，捉取抽尽，即是发癥也。初出如不流水中浓苔形①。

又方：治胸喉间觉有癥虫上下，常闻葱、豉食香。此乃发癥虫也。一日不食，开口而卧，以油煎葱、豉令香，置口边，虫当出，以物引去之，立愈。

又方：人有饮油五升以来方快者，不尔则病。此是发癥，入于胃，气血聚之，化为虫也。用雄黄半两为末，水调服之，虫自出也。

截肠怪病

大肠头出寸余，极痛苦，干则自落，又出，名为截

---

① 初出……苔形：原无，据鲍本补。

肠病。若肠尽，即不治。但初觉截时，用器盛芝麻油，坐浸之，饮大麻子汁数升，即愈。

米瘕嗜米[①]　有人好吃生米，久则成瘕。不得米，则吐出清水，得米即止。米不消化，久亦毙人。

白米五合　鸡屎一升　同炒焦，为末，水二升，顿服。少时吐出瘕[②]，如研米汁，或白沫。淡水，乃愈也。

灸疮飞蝶　艾灸火疮，痂退落疮内，鲜[③]肉片子飞如蝶形，腾空而去，痛不可言。是血肉俱热，怪病也。

朴硝　大黄各五钱　为末，水调下，微利即愈。

伐毛丹　治鼻中毛出，昼夜可长一、二尺[④]，渐渐粗圆如绳，痛不可忍，摘去复生。此因食猪羊血过多所致。

生乳香灯草拌，炒　硇砂各一两　为末，饭丸如梧桐子大。每空心临卧各服十丸，滚水送下，自然退落。

庚生按：硇砂疑是硼砂之误[⑤]。盖硇砂即猛且烈，能化血肉为水；即肆中伪充之盐硇，亦猛烈。盐苦，断不能用至如许之多，切宜加慎为是。

血壅怪病　遍身忽然肉出如锥，既痒且痛，不能饮食，名曰血壅。不速治，必溃脓血。

赤皮鲜葱煎汤淋洗，再吃豆豉汤数盏，自安。

---

① 嗜米：原无，据鲍本改。

② 瘕：原作“癥”，与病名不合，据鲍本改。

③ 鲜：原无，据鲍本补。

④ 尺：原作“寸”，鲍本作“尺”。此病出夏子益《奇疾方》，以尺为正，因改。

⑤ 之误：不误。出处见前注。

眉毛摇动　目不能交睫，唤之不应，但能饮食。

蒜三两杵汁，调酒饮，即愈。

脐虫怪病[①]　腹中如铁石，脐中水出，旋变成虫，行绕匝身痒难忍，拨扫不尽。

苍术浓煎汤，浴之。仍以苍术末、入麝香少许，水调服。

筋肉化虫　有虫如蟹，走于皮下，作声如小儿啼，为筋肉之化。

雄黄　雷丸各一两　为末，掺猪肉上，炙熟，吃尽自安。

热毒怪病

目赤，鼻胀大喘，浑身出斑，毛发如铁。乃因中热毒，气结于下焦。

滑石　白矾各一两　为末作一服，水三碗，煎减半碗，不住饮之。

虱出怪病　临卧浑身虱出，约至五升，随至血肉俱坏，每宿渐多，痛痒不可言状。惟吃水卧床，昼夜号哭，舌尖出血不止，身齿俱黑，唇动鼻开。连饮盐醋汤饮十数日[②]，即安。

病笑不休

食盐煅赤，研，入河水煎数沸，啜之。探吐热痰数升，即愈。

---

① 怪病：原无，据鲍本补。下文之“热毒”、“虱出”、“气奔”、“脉溢”、“寒热”、“肉坏”诸病后之“怪病”2字，均据鲍本补。

② 日：原作“碗”，鲍本作“日”。据《本草纲目》所引夏子《益奇疾方》，当以“日”为正，因改。

灸疮出血 灸火至五壮，血出不止，遗尿，手冷欲绝。

黄芩酒炒，二钱 为末，酒服即止。

睛垂至鼻 人睛忽垂至鼻，如黑角色，塞痛不可忍，或时时大便血出作痛，名曰肝胀。

羌活煎汁，服数盏，自愈。

离魂 凡人自觉本形作两人，并行并卧，不辨真假者，此离魂病也。

辰砂 人参 茯苓 各等分浓煎，日饮。真者气爽，假者化也。

又方 倩女离魂汤

用人参 龙齿 赤茯苓各一钱 煎汤服。

大肠虫出不断 断之复生，行坐不得。

天名精五钱 为末，水调服，自愈。

气奔怪病 忽遍身皮肉内，滚滚如波浪声，痒不可忍，抓之出血，不能解[1]，谓之气奔。

苦杖 人参 青盐各二钱 细辛七分 作一服，水煎，缓缓饮尽便愈。

便后出血 小便后出鲜血数点而不疼，如是者一月，饮酒则甚。

镜面草捣汁，改句号入蜜少许，进两服即愈。

细缊结 疟后口鼻中气出，盘旋不散，凝如盖，黑色。过十日，渐至肩，与肉相连，坚胜金石，不能饮食。煎泽泻汤，日饮三盏，连服五日愈。

---

① 不能解：原无，据鲍本补。

脉溢怪症 毛窍节次出血不止，皮胀如鼓，须臾目、鼻、口被气胀合，此名脉溢。

用生姜自然汁和水，各半盏，服之即安。

寒热怪病 四肢坚如石，击之如钟磬声，日渐瘦削。用茱萸、木香等分，煎汤饮之，即愈。

头脑鸣响 状如虫蛀，名天白蚁。

茶子为末，吹鼻中，立效。

荡秽散 妇人月事退，出作禽兽之形，欲来伤人。先将绵塞阴户，即顿服没药末一两，白滚汤调下，即愈。

烂痘生蛆 嫩柳叶铺席上，卧之，蛆尽出而愈。

肉坏怪病 凡口鼻出腥臭水，以碗盛之，状如铁色，虾鱼走跃，捉之即化为水。此肉坏也，须多食鸡馔，即愈。

石室秘方 凡人无故见鬼，如三头六臂者，或如金甲神，或如断手无头死鬼，或五色之状，皆心虚而祟凭之。

白术　苍术各三两　半夏　大戟　山茨菇各一两　天南星三钱　附子一钱　各为细末，加麝香一钱　为末成饼子，更妙于紫金锭。凡遇此病，用一饼，姜汤化开饮之，吐顽痰碗许而愈。

活水止虱丹 凡人背脊裂开一缝，出虱千余，乃肾中有风，得阳气吹之，不觉破裂而虱现。

熟地三两　山茱萸三两　杜仲一两　白术五钱　防己一钱　豨莶草三钱　服二剂，虱尽死，即愈。

又方：蓖麻子三粒研成膏，用红枣三枚捣为丸如弹子大，火烧之，熏衣上，则虱死而缝合。

腹中生蛇 此乃毒气化成，或感山岚水溢之气，或四时不正之气，或感尸气、病气而成也。

雄黄一两 白芷五钱 生甘草二两 为末，端午日修和，丸如桐子大，粽子米和而丸之。饭前食之，饭后必痛，用力忍之。切不可饮水，一饮水则不效矣。又方：白芷一味为丸。每日米饮送下五钱，亦愈。

杜隙汤 人足上忽有毛孔，标血如一线者，此乃酒色不禁，恣意纵欲所致。流血不止，即死。

米醋三升煮滚，以两足浸之，即止血。后用人参一两 当归三两 川山甲一斤，炒，为末煎参归汤。后以穿山甲末调之而饮，即不再发。

庚生按：此症世常有之，古方书亦有治法，盖即血箭是也。

化痒汤 人肠胃中觉痒而无处扒搔者，乃火郁结不散也。

天花粉 栀子炒 柴胡各三两[①] 白芍一两 甘草二钱 水煎服，即愈。

救割全生汤 凡人身先发痒，以锥刺之；再痒，以刀割之，快甚；少顷痒甚，刀割觉疼，必流血不已。

人参一两 当归二两 荆芥三钱 水煎服，三剂必效，痛痒皆止。贫者无力买参，用黄芪二两代之。

体中蚓鸣 凡人皮肤、手足之间，如蚯蚓唱歌者，乃水湿生虫也。

---

① 两：鲍本作“钱”。

蚯蚓粪水调敷患处，即止。如再鸣，再用白术五钱　薏仁　芡实各一两　生甘草三钱　黄芩二钱　附子三分　防风五分　水煎服，即愈。按：《验方新编》亦载此方。

臂生人面　且能呼人姓名，乃冤结所成，此亦奇病也。

人参半斤　贝母三两　白芥子三两　白术五两　生甘草　青盐各三两　白矾　半夏各二两

上为细末，米饭[①]为丸。每早晚白滚汤送下五钱，自然渐小而愈。

舌缩入喉　不能语言者，乃寒气结于胸腹。

附子一钱　人参三钱　白术五钱　肉桂一钱　干姜一钱　服之，则舌自舒矣。

舌血　出如泉者，乃心火旺极，血不藏经也。

六味地黄汤加槐花三钱，饮之立愈。

庚生按：舌血，用蒲黄掺之，亦效。

掌高一寸

附子一个煎汤，以手渍之，至凉而止。如是者十日，掌即平矣。

男子乳肿

金银花　蒲公英各一两　天花粉　白芥子各五钱　白芍　通草各三钱　木通　附子各一钱　柴胡二钱　炒栀子炒　茯苓各三钱　水煎服。

指甲尽脱　不痛不痒，乃肾经火虚，又于行房之后，以凉水洗手，遂成此病。

---

① 饭：鲍本作“汤”。

六味汤加柴胡、白芍、骨碎补，服之立愈。

指缝出虫

茯苓　当归　白芍　生甘草　白术各三钱　柴胡　人参　荆芥　川芎各一钱　熟地　薏仁　黄芪各五钱

水煎服。

粪门出虫[①]　人有粪门内拖出一条，伸缩如意，似乎蛇者。

当归　白芍各一两　枳壳　槟榔　大黄各一钱　地榆五钱　萝卜子二钱　水煎，饭前服之二剂。外用冰片点之：用木耳一两煎洗，洗后将冰片一分研末而扫之，扫尽即缩而愈矣，神验。

粪门生虫[②]

蛇床子　楝树根各三钱　生甘草一钱

上为末，以蜜煎成，搓为势一条，塞入粪门，听其自化，一条即止痒而愈。

眼内肉线

冰片　黄连　硼砂　甘草各一分

各为细末。用人乳调点，一时收入而愈。更用白芍五钱　柴胡　甘草各一钱　茯苓　白术炒　炒栀子各三钱　陈皮一钱　白芥子三钱　水煎服。

黄雷丸　治人身忽长鳞甲于腹胁者，乃龙化人，与妇人交，即成此症；而男子与龙合，亦间生鳞甲也。以速治为妙，迟则人变为龙矣[③]。

---

① 虫：鲍本作“蛇”。

② 虫：鲍本作“虱”。

③ 迟则……龙矣：原无，据鲍本补。

雷丸　大黄　白矾　铁衣　雄黄各三钱

上为末，枣肉为丸。酒送下三钱，立时便下；再服，则鳞甲尽落矣。

手皮现蛇　人手皮上现蛇形一条，痛不可忍。以刀刺，出血如墨汁。用白芷为末掺之，少愈；如是三次，化去。先刺头，后刺尾，不可乱也。

喉中物行　人食生菜时，有蜈蚣子在叶上，误食之，乃生蜈蚣于胃口之上，入胃则胃痛，上至喉则喉痛，饥则痛更甚。以雄鸡一只煮熟，五香调和，乘病人睡熟，将鸡置其口边。则蜈蚣闻香味，自然外走。倘得走出[①]，立时拿住，或一条，或数条，出尽自愈。再以生甘草三钱　薏仁　当归　黄芪各一两　茯苓三两　白芍五钱　荆芥一钱　陈皮一钱　防风五分　水煎服，十剂自愈。

病虾[②]　手背、脚背肿大，有赤痕如虾子状，名病虾证。

用油、盐炒令香，以热汤淬之。泡汤药热淋洗之，即消。要服痱疡药。

病蝂　尾尻骨处结毒如桃李之大，红赤焮痛，不能行动，名病蝂。

芙蓉叶捣，酒炒，敷烂者，以蝂尾壳，火煅存性，为末，麻油调搽即愈。大效。

上水鱼　膝内臁近摺文之处结核肿痛，核形如鱼

① 倘得走出：原无，据鲍本补。

② 病虾：本条及下“病蝂”、“水上鱼”，原无，均据鲍本补。

状，名上水鱼。

用棱针刺恶血，以椤枯、雷霆藤、山樟子叶捣，糟炒，缚之；又用椤枯、山雷霆藤、山苏木、赤牛膝捣炒，缚之；又用椤枯、山雷霆藤根皮捣，糟炒，缚之。又用七圣膏敷之，却以九金六马散服之。

蛇虱 遍身风疹、疥丹之状，色白不痛而痒，搔之起白泡，名曰蛇虱。

用油秽田肥株山樟子叶、樟树叶、柏叶煎水，入些醋，洗之[1]。

又方：

用柏叶一味煎水，洗，更速。要内服苦参丸、蜡矾丸、金银皂角丸。

恶肉毒疮 一女年十六岁，腕软处生核如黄豆，大半在肉中，红紫色，痛甚。诸药不效。

水银四两 白棉纸二张 揉熟，蘸水银擦之，三日自落而愈。

庚生按：此症屡曾见之，不独幼女，即少壮之人亦患之，妇女更多，手足皆有生者。诸医不识。予用刀将核破出，其坚韧如牛筋。破出之后，用药收口，即了无所苦。此症方书所无，予臆名之曰恶核。惜初不知有此方，未尝试之。

浑身燎泡 如棠梨状。每个破则出水，内有石一片，如指甲大。其泡复生，抽尽肌肤肉，即不可活。用荆三棱、蓬莪术各五两为末，分作三服，酒调，连进自愈。

---

① 用油……洗之：原无，据鲍本补。下文之方，鲍本作“又方”。

肉锥怪疾 手足忽成倒生肉刺如锥，痛不可忍。

食葵菜，即愈。

足钉怪疮 两足心凸肿，上生黑豆疮，硬如钉；胫骨生碎孔，髓流出；身发寒战，惟思饮酒。此是肝肾冷热相侵。用炮川乌头末敷之，内服韭菜子汤，立效。

走皮趋疮 满颊、满颈浸淫湿烂，延及两耳，痒而出水，发歇不定，俗名悲羊疮。

凌霄花并叶，煎汤。日日洗之，自愈。

热毒湿疮 遍身生疮，痛而不痒，手足尤甚，黏着衣被，晓夕不得睡。以菖蒲三斤，晒干为末，布席上。卧之。仍以衣被覆之，既不黏衣，又复得睡。不过五日、七日，其疮如失，神验。

咽喉怪症① 咽喉生疮，层层如叠，不痛。日久有窍出臭气，废饮食。用臭橘叶煎汤，连服必愈。

血余 手十指节断坏，惟有筋连，无节。内虫出如灯心，长数尺，遍身绿毛卷，名曰血余。用赤茯苓、柴胡、胡黄连煎汤，饮之立愈。

猫眼睛疮 身面生疮，似猫儿眼。有光彩，无脓血，但痛痒不常，饮食减少，名曰寒疮。

多食鸡、鱼、葱、韭，自愈。

肉人怪病 人顶生疮五色，如樱桃状；破则自顶分裂，连皮剥脱至足，名曰肉人。多饮牛乳，自消。

消指散② 有人脚板下忽成二指，痛不可忍者，乃

---

① 咽喉怪症：本条不见于鲍本内。

② 消指散：原无，据鲍本补。

湿热之气结成。

人参一钱　瓦葱一两　硼砂一分　冰片三分　为末。以刀轻刺出血，敷之，以血尽为度，痛亦少止。再用白术五钱　人参　生甘草　牛膝　萆薢　白芥子各三钱　半夏一钱　薏苡仁一两　水煎服。四剂可全愈，而指尽化为水矣。外用天师膏药加生肌散，敷之即愈。

唇疮生齿　有人唇上生疮，久则疮口生齿，乃七情忧郁，火动生齿，奇症也。

柴胡　白芍　当归　生地各三钱　川芎　黄芩　黄连各一钱　天花粉二钱　白果十个　水煎服。外用冰片一分　僵蚕末一钱　黄柏炒，为末，三钱　为末，掺之，立消。

祛火丹　人脚板中色红如火，不可落地，终年不愈。

熟地三两　山茱萸　茯苓　甘菊花各五钱　北五味　牛膝　丹皮　泽泻　车前子各三钱　萆薢二钱　元参　沙参　麦冬　钗石斛各一两　水煎服。十剂自消，二十剂全愈。须忌房事三月，否则再发，难治矣。

手足脱下[①]　人仍不死。乃患伤寒时口渴，过饮凉水，以致四肢受病，手足堕落矣。

薏仁三两　茯苓二两　白术　肉桂各一钱　车前子五钱　水煎服。一连十剂，永无后患。

消湿化怪汤　治脚肚肿疡。

白术　薏仁　芡实各一两　泽泻五钱　车前子　萆

---

① 手足脱下：此条及下条“消湿化怪汤”均不见原本，据鲍本补。

薢　人参　白矾　陈皮　白芥子各三钱　半夏　牛膝各二钱　肉桂五分　水煎服。二剂后，用蚯蚓粪一两，炒　黄柏五钱，炒　儿茶三钱　水银一钱　冰片　麝香各五分　硼砂一分　各为细末，研至不见水银为度。用醋调成膏，敷患处，一日全消矣。

串雅

外编

串雅外编卷一

钱塘赵学敏恕轩辑纂

禁方 禁药门

李子建杀鬼丸 辟瘟疫，杀一切鬼魅魍魉。

藜藿一两 虎头一两五钱 雄黄 鬼臼 天雄 皂荚 芜荑各五钱 上为末，蜜丸如皂子大。热病时气，烧一丸，安床头。

辟疫 凡入瘟疫之家，以麻油涂鼻孔中，然后入病家去，则不相传染；既出，或以纸捻探鼻，深入令嚏之，方为佳。

庚生按：用《内编》塞鼻丹为妥。

时疫大行

自家水缸内，每早投黑豆一把，全家无恙。

截疟

端午七姓人家粽尖、独囊蒜七枚，雄黄三钱，巴霜一钱去油，捣为末，小丸，独用朱砂为衣。临发日，未来时，棉裹塞鼻孔中，男左女右。过夜即止，去药；或用膏药些须贴眉心，止即去之。

嫁腋气

枸桔树凿孔，取汁一、二碗，用青木香、东桃、西柳、七姓妇人乳，一处煎一、二沸，就热于五月五日鸡叫时洗了。将水放在十字路，速回弗顾，即愈。只是他人先过者，必带去也。枸桔树，即枳椇也。《卫生易简方》

香草散　截疟。

香附醋浸透，铜锅炒一两半，草乌、面同炒，去面，五钱，为末。每用一分，临发时先时含舌上，滚汤下。老弱者七、八厘，小儿五厘，极重二服，即愈。

断酒不饮

酒七升，朱砂半两，瓶浸紧封，安猪圈内，任猪摇动。七日取出，顿饮。

取蛇牙

蛇毒螫伤，牙入肉中，痛不可忍者，勿令人知，私以荇叶覆其上，穿处以物包之，一时折牙自出也。

庚生按：蛇螫人，牙多断入肉中。须用小便乘热洗之，洗时忍痛挤去恶血为妙；或以诸葛行军散少许敷于咬处，更以少许点两眼角。

禁蛙鸣

野菊花连梗[①]、叶为末，顺风撒去，其声即止。

又方：

以牛膝涂纸，置水中，亦不鸣。

---

① 梗：周本作“根”。

猫鬼野道

相思子、蓖麻子、巴豆各一枚，朱砂末、蜡各四铢，合捣丸如麻子大。服之，即以灰围患人，面前著一斗灰火，吐药入火中，沸即画“十”字于火，其猫鬼者死也。

化金蚕

雷丸三钱为末，同白矾少许调匀。金蚕出现时，以末少许掺之，立时虫化为红水如血，蛊神必震怒作祟。倘空中有声，即将药末听其声响处洒去，神必大骂负心而去，永不再至矣。

辟水毒

蛇莓根捣末服之，并导下部，亦可饮汁一、二升。夏月欲入水，先以少许投中流，更无所畏，又辟射工。家中以器贮水浴身，亦宜投少许。蛇莓地引细蔓，节节生根，每枝三叶，叶有齿刻，四、五月间开小黄花，五出，结实鲜红，状似覆盆子，而面与蒂不同。

除虫蚁

惊蛰日用石灰掺门槛外，免虫蚁出。

禁蝎螫

咒曰：“委传仙拇敕，斩蜱蜥灭”。如有蝎螫之人求治，于患处望而取气一口，默念七遍，怒着作法吹蝎处，其痛即止。用法之人忌五厌肉。

辟蝇蚊

楝树一枝，将酒糊涂之，悬挂空处，蝇飞不能走。收过二、三次，即无。放蝇必旷野，不可打死。诀曰：甘草藜芦楝子花，更兼一味夜明砂。每日清晨烧一撮，蝇蚊只在两邻家。

禁蚊

端午日取浮萍一把，闹羊花一把，为末。清明日取鳖血，和二味调匀，搽在房门上，则蚊虫一室俱无矣。

又法：

新造房屋内，柱下四隅埋蒲扇，蚊永不入。

灭虱除蚤

百部　水银　茶叶各一钱　黑枣三枚　上研和，布包带身，不生虱。鸽粪　水龙骨　风茄花三朵　打和烧烟，臭虫绝根。

庚生按：除蜰虫，用鱼腥草置席下，自绝。

除花菜地不生虫

楝树根烧灰，盛布袋，待露水湿，撒之即除。

除灶上蝼蚁①

芥菜子　巴豆捣烂，洒灶上即除。

除灶上蟑螂灶鸡

蜜陀僧　狼毒，研碎，洒灶上即除。

驱蝇

腊月取鳜鱼一枚悬厕上，则无蝇。

又方：

腊月八日悬猪脂于厕上，则无蝇。

除蚤虱蛇虫诸毒

樟脑五钱　茅术　石菖蒲各三钱

上共为末，掺床褥间及壁角诸处，则绝。

又方：

① 除灶上蝼蚁：及下条“除灶上蟑螂灶鸡”，原无。据费本补。

芥菜子　辣蓼　樟脑各一钱　烧烟熏之，即除。

除臭虫

硫黄数钱为末，棉花子烧烟熏，二、三次即绝。

辟痘入目

凡痘初起时，将独女胭脂揩眼眶，则痘不入目。一见痘时，牛蒡子不拘多少，其母嚼碎，贴儿囟门，则不入目。

嗜茶成癖

一人病此，方士令以新鞋盛茶令满，任意食尽，再盛一鞋。如此三度，自不吃也。男用女鞋，女用男鞋。颇验。

断蜒蚰

白矾水洒其来处，又用酒脚糊窗纸，则蜒蚰不入。

驱蚂蟥

二麦秆顿于水上，流水入池中，可祛蚂蟥。

辟漆气

人有见漆，多为漆气上腾，着人而生漆疮者，川椒三、四十粒捣研，涂口鼻中，则不为漆所害。

庚生按：如已成疮，用银杏叶煎汤，洗之即愈。

禁鬼

埋瓦石于宅四隅，捶桃核七枚，则鬼无能为殃。

令病不复

取女中下裳带一尺烧，研米饭，即免劳复。

禁蛾入火

取灯草，用冬雪水浸七日，取起阴干。暑月燃灯，凡一切虫蛾，即不奔赴。

又方：

清明早晨取井水一盆，不可落地。折柳枝一条，同灯草浸其中，取起阴干。暑月燃之，可免虫蛾扑灭。

小儿夜啼

取井边草，私着席下，勿令母知。或鸡窠、猪窠中草，皆可。

小儿腹痛

取树孔中草，暗着户上，即止。

辟疮瘃

人日午时，取独蒜捣烂，涂面皮、手脚，一年不生恶疮，冬月不作冻瘃，不多瘵疾。神验。

禁方 字禁门

避祟

小儿额上八“十”字。此乃旃檀王押字，鬼祟见则远避。

截疟

每逢发期，先将后开名字用朱笔写就，男左女右，缚于臂上即止。

一六日良田　二七日孟逢春　三八日季天禄　四九日谢闲游　五十日任牙生　又：以左右一个月，用墨书：“圆行路非难，捉[1]取疟鬼，送与河官。”书了，收向患疟者怀里，于江河水畔行。欲发时取出，掷向水中

① 捉：原作“促”，周本作“捉”，义长，因改。

便归，即效。又方：用橘叶七片，每片朱书一字："魁"、"勉"、"魑"、"魁"、"魌"、"魈"、"魍"。将叶焙干，为末。发时，白汤吞之。

庚生按："良田"或作"田良"。写时勿令人见。凡写，用朱砂新笔写在背后，用墨亦可。男左女右。甲乙日写"计天宝"，丙丁日写"冯良友"，戊己日写"田良"，庚辛日写"任牙生"，壬癸日写"孟大春"。

又方：

病人走到背立，褪露左肩，上写"管仲子"三字。写完即走在外，不要回顾。凡用此法，须预叮嘱病人走到，自袒其肩，写毕竟去，不可开口。

小儿口疮

汤饼内卤为末，醋调。临卧时，书"十"字于两足心，即愈。

辟蛇蝎

端午日将朱砂写"茶"字，倒贴，辟蛇蝎。

又辟蝇蚊

书"风"字、"间"字，贴窗壁下，无蝇蚊。

又：端午日书"白"字，倒贴；或写"仪方"，亦可。

辟蛇

于四壁柱下用倒流水研墨，书"龙"字贴之，蛇见自畏。多：用砖瓦，写"仪方"二字，四处置之，蛇见即畏避。

除虱

名五字符，吸北方煞气。一口喷笔尖上，书"钦深渊默漆"五字于黄纸上。缀于衣帐、床褥间，其虱自然除。

蜂螫

蜂螫，以竹写“丙丁火”于地上，写七遍，取土揩螫处。一法：掐剑诀，向空书“子丑寅卯辰巳午未申酉”字，竖直监[①]至地，取土搽之，即愈。

庚生按：以头垢敷之，立愈。或清水调矾末涂，或麻油涂，均妙。

辟蜒蚰

端午书“滑”字。及辟蚊蚋，书“风烟”字，间贴窗壁。

辟臭虫

用纸书云：“欠我青州木瓜钱。”将此字贴于床脚上，忽然不见。

一云：“张三贤，张三贤，买了木瓜不还[②]钱，一去三十年。”写此贴床脚上，亦验。

一法：买木瓜一个。临卧时，以手拍瓜，口念云：“张世缘，张世缘，欠了河南木瓜客人钱。木瓜客人今在此，速去速去速去来还钱。”臭虫自遁也。

驱蛇虫

《藏经》有偈云：“苦求求不得，多求致怨憎。梵求菩提彻，老不见相见。”依此倒写，贴四壁外，甚效。

禁[③]燕窠

书“戊”字贴至处，又用白纸朱书“凤凰”二字，贴于巢上，即去。

---

① 监：周本作“竖”。

② 还：原作“完”，周本作“还”，义更直白，因改。

③ 禁：原作“止”，周本作“禁”，与本门贴合，因改。

小儿夜啼

用火柴头一个，长四、五寸，削平。面用朱砂书云：“拨火杖，拨火杖，将来捉神来，捉着夜啼鬼，打杀不要放，急急如律令！”

又：将朱砂书“甲寅”二字，贴床头即止。

化骨

左手三山诀，执净水一碗；右手剑诀，二指于水面上写“龘虎急化”四字，字画分明。吞服。

蜈蚣螫

画地作“五”字，取土掺之，即愈。

庚生按：最妙以五指聚撮，于沙盆底或瓦上，清水磨数十转，以水搽之，立止。并治诸虫咬。或向花枝下泥上书“田”字，勿令人见，取泥搽之，立愈。

骨哽

用茶水，虚空以手指写“天上金鸡叫，地下草鸡啼，两鸡并一鸡。九龙下海，喉咙化如沧海”二十五字，口诵七遍，饮此立愈。又：书“鸟飞龙下，鱼化舟邱”，亦可。

绝一切虫毒

“罶”，五月五日午时书此贴壁，毒虫永绝。

治汤火咒

“龙树五如来，授吾行持北方壬癸禁火大法：龙树五如来，吾是北方壬癸，斩天下火星辰，天下火星辰必降，急急如律令！”手握真武印，吹之，即用少许冷水洗。虽有火烧，手足成疮，皆可疗。

治骨哽咒

“红引登楼问此星，我出真人问此人。太上老君，急急如律令敕!”一气七遍，呵入茶酒中，饮之立愈。

治骨鲠

“䨓”，喉内卡骨用此字。如利害者，照此字写七个、或九个。吃饭即饭碗面上，吃酒即在酒杯面上写。写毕饮之，立效。

又法：

“𪚥”，喉卡鱼骨用此字。如利害，照前法效。

庚生按：或以流水半盏，先向其人，使之应，吸其气，入水中，面东诵“元亨利贞”七遍，吸气入水，饮少许即差。

禁方 术禁门

钉毒

治一切肿毒疮疖。若患三日内者，一钉便散。若已成，即易瘥。𠺃浓好者，依此法于土墙上高处书之，以竹钉就中间钉之。先令病人嗽一声，便吸气，于钉上七钉止，仍不得移动。须至诚，则神验。

钉疟

水溢仙人歌曰：“疟是邪风寒热攻，直须术治免成空。常人刻作人形状，钉在孩儿生气宫。”如金生人，金在巳，即钉巳；木生人，钉在亥上；火生人，钉寅上；水土生人，钉申上也。

白虎病　《纲目》白狮子石下。

江东人呼为历节风是也。置此于病者前，自愈，亦厌伏之意也。白虎粪神，名状如猫，扫粪置门下，令人病此。疗法：以鸡子揩病人痛处，咒："愿送于粪堆之头上，勿反顾。"取土瓦年深，既古且润三角瓦一块，令三姓童子，候星初出时，指第一星下，火于屋上炙。

卵㿗偏坠

双蒂茄子悬房门上，出入用眼视之，茄蔫患亦蔫，茄干患亦干矣。又：悬双茄于门上，每日抱童子视之二、三次，钉针于上，十余日消矣。

身面疣目

七月七日以火豆拭疣上三过，使本人种豆于南向屋东头第二溜中，豆生叶，以热沃杀，即愈。

消瘔肉

凡人身有瘔肉，可听人家钉棺下斧之时，便于手擦二七遍，以后自消平。产妇勿用。

眼生偷针

布针一个，对井睨视。已而折为两断，投井中，勿令人见。

小儿夜啼

以拨火杖一根，以剑诀手书敕令，默咒曰："拨火杖，拨火杖，玉皇命你做丞相。拿住夜啼鬼，打死打死永不放。吾差三十六神将，铁棍铜锤，祛邪归正。吾奉太上老君急急如律令敕！"

小儿遗尿

红纸剪马四匹，令儿自安身下，每夜如之。

破伤风

火命妇人取无根水一盏，入百草霜，调捏作饼放患处，三、五换如神。

咒枣除百病

咒曰“华表柱”，念七遍，望天罡取气一口，吹于枣，嚼吃，汤水下。华表柱，鬼之祖名也。

夜卧禁魇

凡卧时，以鞋一仰一覆置床下，无恶梦及魇。

疾患疼痛

咒曰：“金木水火土，五行助力，六甲同威，天罡大神，收入枣心，枣入肠中，六腑安宁，万病俱息。”速急求茶，用枣一枚，念咒一遍，吸罡气一口入枣中。男去尖，女去蒂，用水嚼下。忌厌物七日。

咒梨除疟

取梨一个，先吸南方气一口，将梨咒曰：“南方有池，池中有水，水中有鱼，三头九尾，不食人间五谷，惟食疟鬼。”密咒三遍，吹于梨上，书“敕杀死”三字，令病人临发前食之。

咒饼除疟

咒法：先面东烧香，虔诚于油饼中心书一“摊”字，不用糖饼，书如钱大，须新笔净墨。以笔圈之，左边围三次，持笔于香上，诵“乾元亨利贞”七遍。发日早，掐去所书字，用枣汤嚼饼食之。

人身上结筋

用木杓打之，三下自散。

百虫伤

先问被伤，甚虫伤来。默念“火德真君黑煞摄”，吹在被伤处。如此七遍，被伤人自麻不痛。

庚生按：用前附蜈蚣咬方，极效。

蜂虿螫伤

瓦摩其上，唾一七遍，置瓦于故处。

庚生按：凡蜂螫，先拔去刺，即以泥涂之，并放冷水一口，即止痛。

禁鼠

逐月旦日，取泥屋之四角，及塞鼠穴一年，鼠皆绝迹。此李处士禁鼠法也。神后正月起申，顺行十二辰。

驱蛇虫

黄纸朱书三字“符老诚”，于土地前焚香，将符贴土地堂内，则蛇虫不复出现而潜去矣。如值夜行及草路中，畏蛇虫当道，则频会此三字，依法掐诀，即无见矣。用左手剔酉掐已为诀，方书三字符：

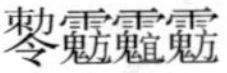

一法：用“仪方仪康”四字。

驱蚊

收东方青煞炁，咒七遍，嘘入水碗中。将水以口吸而喷四壁各处，其蚊自去。咒曰：“天上三足乌，利嘴利如锤啄。不食人间五谷，只食蚊虫骨髓。急急如太上老君律令！” 又咒曰：“天地太清，日月太明，阴阳太和，急急如律令敕！”面向太阳念七遍，吸气，吹灯草上，夜点之，辟蚊虫。

又法：于除夕五更，使一人于堂中向南扇。一人问：“作何事？”答曰：“搧蚊子。”乃已，永无蚊患。

又法：于端午正午时望太阳，将水咒曰：“天上金鸡，吃蚊子脑髓。”吸太阳气，吹灯心，夜将灯心点照，避蚊。

灭臭虫

燚除元煞咒曰："日出东方，壁毕元藏。天煞、地煞、月煞、二十四煞、七十二煞、一切煞星，恶星尽皆煞。"除臭虫，灭迹。

灭尸虫

春正上甲乙日，视岁所在，焚香朝朝礼拜。祝曰："臣愿东方明星君，扶我魂，接我魄，使我寿命绵长如松柏，愿臣身中三尸九虫尽消灭。"频频行之，吉。

庚生按：符咒治病，其传远矣。考古有先巫，知百病之胜，先知其病所从生者，可祝而已也。此祝由一法，昔贤不废，以其著效神奇也。庚臆见以为《龙宫禁方》亦必有字有咒，流传失真，遂尔只知药品；否则昔人著述，特患人不能知，安有后世秘吝之心，自私自利，禁人流布耶！

庚生按：催生之方，不及符咒有益无损。特录数则以备用。①

选元 起死门

雷真君传治五绝　乃缢、跌、魇、淹、压等死。

先书符一道于黄纸，焚化在热黄酒内，撬开牙关，灌入喉中后，再用药丸调黄酒内，以人口含葱管，送入死人喉内，少顷即苏。

招魂符式 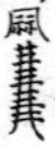此符无咒，一心对雷真君，天医使者书之，

---

① 催生……备用：此条眉批见"选元"之前，但未见相应的内容。故附于此。

灵验无比。

庚生按：此符见远公秘书，李氏《医贯》亦载之。

药丸名救绝仙丹

山羊血二钱　菖蒲二钱　人参三钱　红花一钱　皂角刺一钱　制半夏三钱　苏叶二钱　麝香一钱　上各为末，蜜丸龙眼核大，酒化开，以端午日修合好，每料约十丸。此方神奇之至，不但救五绝，凡有邪祟昏迷，一时猝倒者，皆可起死回生。

庚生按：《石室秘录》有治小儿痘疮回毒方并符，极验。特补录于下[①]。

骑牛法　专救溺死。

凡人由水中救起，以身俯伏于牛背上，手足俱用人扶。另用一人牵牛，缓行有五里之久，自活。

悬鸡法　专救缢。

凡人缢者，将人解下，轻扶仰卧。将活公鸡倒悬，流出口涎入人口内，自活。

插鹅法　治自缢。

用老鹅一只，将香油抹鹅嘴上，插入粪门，一、二时自活。若过十二时辰，则不救矣。

溺死

以所溺之人扶在椅上，将其左右手脚不住运动后，将其口、耳、谷道塞住，两眼亦包住。用旧蓝布捻绳烧烟，先以竹管呼烟，吹入鼻孔，水即鼻出。俟有微气，即以布绳，烟熏其鼻孔即活。

---

① 补录于下：未见补录。

救误死

凡人无病，或坐卧，或酒后，陡然即死者，名旺痧。将本人口内用铁器撬开，以银簪刺下，小有筋血出即活，不可刺正中。

又方：以闷醋灌下，即刻活矣。

庚生按：或用紫金锭水磨，灌之无不活者；或先以醋焠炭火，使病人嗅其气，可以安邪定痰，止晕解秽；或用上方，亦妙。

卒中恶死　或先病，或平居寝卧，奄息而死，皆是中恶。

急取葱心，刺入鼻孔中，男左女右，入七、八寸，鼻、目血出即苏。

人卒暴死

捣女青一钱，安咽中，以水或酒送下，立活。

还魂汤

麻黄二两去节　杏仁七十个去皮尖　甘草一两　水二碗，煎一碗，去渣灌之。

血风攻死　妇人血风攻脑，头旋闷绝，忽死倒地，不知人事者。

苍耳草嫩心，阴干为末，酒服一大钱，其功甚速。此物善通顶门连脑。

打死

松节捶碎一、二升，入铁锅内炒，起青烟为度。以老黄酒二、三升，四围冲入，即滤净。候半熟，开牙灌入即活。

小儿惊死　大叫一声就死者，名老鸦惊。

以散麻缠作胁下及手心、足心，灯火捻之。用老鸦蒜晒干，车前子等分为末，水调，贴手心。仍以灯心焠手、足心及肩膊、眉心、鼻心，即醒也。

解药毒死

只要心间温暖者，乃是热物犯之。防风一味擂，冷水灌之。

庚生按：防风解砒毒如神。如不知中何物毒，不若用太乙紫金锭，磨水灌之为妙；或木通一两煎服，绿豆一升煎服汤饮。

产后晕绝 此扁鹊法也。

半夏末，冷水和丸火豆大，纳鼻中即愈。

喉痹垂死 止有余气者。

巴豆去皮，线穿，纳入喉中，牵出即愈。

华佗危病方 治缠喉风、喉闭。其症先两日胸膈气紧，出气短促，蓦然咽喉肿痛，手足厥冷，气闭不通，顷刻不治。

巴豆七枚，三生四熟。生者去壳，研；熟者去壳，炒。去油存性 雄黄皂子大者，研 郁金一个，蝉肚者，研细

共为细末，每服半茶匙，细呷。如口噤咽塞，用小竹管纳药，吹喉中，须臾吐利，即醒。如无前药，用川升麻四两剉碎，水四碗，煎一碗，灌入。又：无升麻，用皂角三铤捶碎，擂，水一盏，灌之，或吐或不吐，即安。

庚生按：喉风一症，治疗綦难。北方冬春之交，此症更多；甚者逮相传染，村落为墟。庚生频年治验数十人，颇得要领。因将方法附后。

急痧将死

将口撑开，看其舌处，有黑筋三股，男左女右，刺出紫血一点，即愈。刺血忌用针，须用竹箸嵌碎瓷碗尖为妙。中间一筋，切不可刺。

庚生按：须并刺委中方效，委中在腿湾正中。

急救方

将雄狐胆收藏十二月。遇暴亡之人，以温汤细研，灌下即活。

援绝神方　凡人患痢便血，一日至百十次不止者，至危急也。即以此药援危，又不损伤气血，痢止身亦健。

白芍二两　当归各二两　枳壳二钱　槟榔各二钱　甘草二钱　滑石末三钱　木香一钱　萝卜子一钱　水煎服。一剂轻，二剂、三剂全愈。

金疮铁扇散

象皮五钱，切薄片，用小锅焙黄色，以干为度，勿令焦　龙骨五钱，用上白者，生研细末　老材香一两，山、陕诸省无漆，民间棺殓俱用松香、黄蜡涂棺内，数十年后有迁葬者，棺朽，另易新棺具，朽棺之内黄蜡即谓老材香。东南各省无材香，即以数百年之陈石灰一两代之，俱效验，亦与老材香相同　寸柏香即松香之黑色形者　松香一两，与寸柏香一两一同熔化，搅匀，倾入冷水中，取出晒干，飞矾一两片，白矾入内熬化即是　共为细末，贮瓷罐中。遇有刀石破伤者，用敷疮口，以扇向疮口扇之，立愈。忌卧热处。如伤处发肿，煎黄连水，用翎毛蘸，涂之即消。伤处不必用布包裹，以致过暖，难于结痂。并忌饮酒，以致气血妄行。至敷药之时，若血流，乃用扇扇之；倘不流，即不必扇。盖伤处喜凉恶热，夏日宜卧凉地，冬日忌卧热处。

选元 保生门

损目破睛

牛口涎，每日点两次，须要避风。黑睛破者，亦瘥。

金疮肠出

小麦五升，水九升，取四升，绵滤取汁，待极冷，令病人卧席上，含汁噀之，肠渐入。噀其背，并勿令人知及旁人见。旁人知，即肠不入也。乃抬席四角轻摇，使肠自入。十日中但略美物，慎勿惊动，即杀人。

脑破折骨

龙齿[①]明透者，三钱　冰片三分　人参三钱　象皮一钱　生地三钱　土狗三个，去头、翅　地虱二十个　先将人参各项研末，用土狗、地虱捣烂，入前药捣之。佩身上，三日干，为末，瓶贮。遇有此等病，医之可也。并可接骨，服下神效。骨断者，服一钱即愈。

庚生按：胸破，或作脑破。脑为一身最娇之处，苟或破碎，万难施救；且下有骨折云云，疑是胸胁等骨。若脑骨，不宜云折也。又：龙骨明透者极罕，只求青白

① 齿：原作“脑”。其后已有冰片，不当再有龙脑。又庚生所见为“龙骨”。另考《石室秘录》“接舌神丹”亦为龙齿，因改。

色，舔之黏舌者良。土虱即土鳖，苏杭呼为地鳖虫；土狗即地狗，能飞，利齿；二物均须活者。此方乃陈远公以狗舌接人舌末药也。恕轩先生取以接骨，而不录其接舌之法，可见人舌即断，断非狗舌可接也。

落眉复生

桑叶七片，每日洗之，一月重生。须落亦然。

卒心急痛 牙关紧闭，欲绝。

老葱白五茎，去皮、须，捣膏。以匙入咽中，灌以麻油四两，但得下咽，即苏。少顷，积虫皆化黄水而下，永不再发，累得救人。

痘疮坏症 身如黑团之气，口不能言，食不能下，皆由气虚而火不能发也。毒流于中而不得泄，形如死者。

人参三钱 元参二两 荆芥一两 金银花二两 陈皮五分 水煎。上药灌之，下喉而眼口开，少顷身动。久之而神气回，口能言，食能下矣。不必再服他药，痘疮自回而生全，至奇之方也。

庚生按：此方之奇，在元参一品，其妙不可思议。非此方不能治此种症，治痘科者不可不知。曾见丙戌年春间疫痘，用此得治。

选元 奇药门

立泯伤肿 治扑打有伤，或青肿紫硬，此药泯之。熟麻油和酒饮之，以火烧热地卧，觉即疼痛俱消。

探生散 治小儿急慢惊风，诸药不治，以此定其死生。

雄黄　没药各一钱　乳香五分　麝香二分半　共为末。用少许吹入鼻中，有眼泪、鼻涕，可治。

接骨散　凡跌损骨节脱臼，接骨者用此，则能不知痛也。

茉莉根酒磨一寸，服则昏迷，一日乃醒。二寸二日，三寸三日，亦奇方也。

缩阳秘方

水蛭九条入水碗，养至七月七日，阴干，秤有多少，入麝香、苏合。三味一般细研为末，蜜少许为饼。遇阳兴时，即将少许擦左脚心，即时痿缩。过日复兴，再擦。又：痨病火动，阳常起者，以皮硝放手心，两手合住自化，阳即痿矣。

庚生按：后方为安。如强中精滑，时作刺痛，用故纸、韭子各三钱，研末煎服，日三次即愈。

睡圣散　人难忍艾火灸痛，此即昏睡不知痛，亦不伤人。

山茄花即风茄，七月收　火麻花即黄麻，今圃地所植者，七月收　收此二花，必须端庄，闭口、齐手足采之。若二人去，或笑或言语后，亦言笑如之。采后，共为细末，每服三钱，小儿一钱，茶、酒任下。敏按：二花性太烈，三钱之分量虽得，然断不可服，宜量人增减。

咬断舌头　生舌神丹。

凡舌被咬断者，用人参一两，煎汤含漱半日。漱完再用龙齿末三分　人参末一钱　麦冬末一钱　血竭三分　冰片二分　土狗一个　地虱十个　各火焙为末，放地上一刻，出火气，将末药乘人参漱口完时，即以此末自己用舌蘸之，使令遍，不可将舌即缩入口中，放在外半刻，至不能忍，然后缩入可也。三次则伸长矣。

庚生按：此方见《石室秘录》。尚有接舌方，用狗舌交接，即以前折骨药接之，恐无此理也。

长齿法

雄鼠脊骨全副，余骨不用，尾亦不用，头亦不用　骨碎补三钱，炒，为末　麝香一分　熟地身怀之，令干，为末，三钱　必须自制，切不可犯铁器，一犯则前药俱不效矣。熟地亦须看，一做过铁针穿孔者，即不效。细辛三分　榆树皮三分　总之，诸药俱忌铁器。当归一钱　青盐二钱　杜仲一钱　各为细末，鼠骨新瓦焙干为末，不可烧焦，乘其生气也。用一瓷器盛之，每日五更时不可出声，将此药轻擦无牙之处三十六擦，任其自然咽下，不可用水漱口。一月如是，日间、午间擦之更佳，亦如前数。

庚生按：此远公《秘录》方，极有奇效。

泻毒神丹　泻砒毒。

大黄二两　生甘草五钱　白矾一两　当归三两　水煎数碗饮之，立时大泻则生，否则毒入于脏，无可救矣。

庚生按：凡服砒后，先口干舌燥，腹痛如绞，舌伸不收，手抓心胸，甚则眼鼻出血。按：白矾用至一两，究嫌太收涩，拟加嫩防风二两，绿豆半升，生甘草再加五钱，银花一两，似较妥善。或云用黄土澄清饮之，即古法地浆水也，亦可治诸毒。然必毒未散行，尚可救治。

逐火丹 治汤火伤。

大黄五钱 当归四两 荆芥三钱，炒黑 生甘草五钱 黄芩三钱 防风三钱 黄芪三两 茯苓三两 水煎服。一剂痛减半，二剂全减，三剂疮口全愈。

庚生按：此方妙在重用大黄于当归、黄芪之内，既补气血，又逐火邪；尤妙用荆芥、防风，引归、芪以生新逐瘀；更妙用茯苓三两，使火气下泻而痛自除。庚生用辄见功，真神方也。惟不可加减分两，庚屡用屡效。

斩鬼丹 治鬼胎，如抱一瓮。

吴茱萸 川乌 秦艽 柴胡 白僵蚕 上为末，炼蜜丸桐子大。每服七丸，酒下。取去恶物，即愈。

庚生按：鬼胎一症极少，往往经闭之后，为药所误。此方宜审脉察症，方无贻误。有肠覃一症，颇易误认，宜酌。

彭祖接命丹

大附子重二两三钱一个，或一两六钱亦可，切薄片，用夏布包定 甘草二两 甘遂二两，二味锤碎 上以烧酒二斤，共浸半日，文武火煮，酒干为度。取起附子、甘草、甘遂，不用。加麝香三分，捶千下，作二丸，阴干。一丸填脐内，七日一换，放黑铅盒内养之。此丹暖丹田，助两肾，添补髓，却病久固，返老还童，延年益寿。

还元丹 安五脏，消百病。此药大能令瘦者肥，补虚损，实精髓，固元气。

黄牛肉不拘多少，去筋膜，切作棋子大片，用河水洗数遍，令血味尽，仍浸一日，次日再洗，水清为度。

用无灰好酒，入坛内重泥封固，用桑柴文武火煮一昼夜，取出焙干为末，如黄沙为佳，焦黑无用。每末半斤，入山药四两，重加葱、盐炒，去葱、盐，为末。白茯苓四两坚实者，莲子四两去心，葱、盐炒，小茴香二两去枝、梗，微炒香。上共研为末，和匀。用红枣不拘多少，汤药大烂，皮肉相离，核研为膏。加好酒，入前药，丸如桐子大。空心温酒下五十丸。初服日进三丸，久则一服如弹子大，每日好酒，空心细嚼一丸。

庚生按：此方平正而有奇功。服食用此，有益无损。

芙蓉散 治室女无夫者，思欲动火，以致胸痛，自汗频出，脉乱[①]。

芙蓉花有花带花，有子带子，采一朵捣烂，和井水滤去渣，服之立效。

开聪明方

荷花梗晒干为末，同何首乌滚水冲服当茶。久则令聪明。虽至愚者，亦心灵生慧也。

庚生按：荷梗极利小便。凡有滑精遗泄者，不可服。

长发方

羊屎不拘多少，纳鲫鱼腹中，用瓦缶固济，烧灰，和香油，涂发。数日发渐长而黑矣。

长须方

鹿角尖镑细二钱　皂角刺二钱　牙皂二钱　橄榄煅灰

① 治室女……脉乱：原无，据周本补。

存性，四两　酸橘子一枚，取汁　生姜取汁　上二味取汁，各二两二钱，和匀，入瓷器内收贮，用柳木塞口，重汤煮三炷香，听用。每日晚间以肥皂水洗净短须，上药擦之，天明洗去。至四十九日，长尺余。如欲再长，则再擦。擦时每日吃胡桃一个，至二七日吃胡桃二个，三七日吃胡桃三个为例。

拔毒异法

铁屑研细，以好醋调之，煎二、三沸，捞取铁屑，铺患处。将上好磁石一大块，频频吸之，则其毒自出也。

庚生按：拔毒用此，殊难见功，不若用吸毒筒为妙。其法用新嫩竹一段，长约七寸，口径寸半。一头留节，用刀划去外青，留内白一半约厚分许，节边钻一小孔，以杉木钉塞之。将羌活、独活、紫苏、艾绒、甘草、白芷、鲜菖蒲各五钱，连须葱三两，当归尾一两，入于筒内，清水煮之，汁浓为度。用时去药，以筒乘热对疮口上，以手擦紧，其筒自然吸住。约片时，拔去杉木塞钉，其筒自脱。将器倒出筒中物色，看是何样。如有浓血相黏，鲜明红黄土色，乃是活疮，可愈；如纯是败血，气秽色紫黑，稀水无脓，此气血内败，不治之症。

治诸毒不收口

生铅三分，敲成薄片，剪如香茶样，分三服。每日用铅一分，拌核桃肉嚼，好酒送下。三日服完收口，大便内出毒物而愈。

壬子丸　依方修合服之，不过半月而有孕。

吴茱萸　白及　白蔹　白茯苓各一两　牛膝　细辛

各五钱　菖蒲　白附子　当归各少许　厚朴　桂心　人参各四两　乳香三两　没药四两　上共为末，炼蜜丸如梧子大。每服十丸，有效。若男子服，补益；若孕妇服，即生双胎。空心好酒下。用壬子日修合，勿令鸡犬、妇人见。

内府瓷壶酒

天仙子六双　野菊花三千朵　陈皮八两，泔水浸制，去白　甘草四两，去皮　贯仲三两　川乌十枚，用草果，以川乌末入草果壳内，放饭上蒸熟，去草果。以上六味共为丸，听用　鹿茸羊油炙　庵蔄子　冬青子　沙苑　蒺藜各一两　晚蚕蛾十对，新瓦炙成对者　蛤蚧一对，全尾，酒浸，各用一两。以上六味为末，炙为末，听用　造曲用杏仁去皮尖　良姜　砂仁　半开紫荆花　川椒　肉桂　五加皮　紫梢花各一两，共为末　上以飞面二斤半　米汤合为丸如圆眼大，放不见日处阴干，听用。糯米一升，煮烂。粥用天仙子六味末，用曲五两，和匀，入瓶封固，七日成酒。取出，又入鹿茸等六味，与酒拌和一处。如干，加酥油与蜜，为丸如圆眼大，金箔为衣。每一丸入瓷壶内，滚水一盏，化开成酒服。

解药方①

乌梅肉　柿霜各四钱　白芷　南薄荷　硼砂各五钱　赤茯苓　蒙山茶各一两

共为末，用萝卜或梨汁和作小钱大薄饼，舌下噙化一枚即解。

---

① 解药方：原无。周本有目无方。据费本补。

串雅外编卷二

钱塘赵学敏恕轩纂辑

药外 针法门

猢狲痨

小儿有此症，求食不止，终夜不睡。用针刺两手面中三指中节能曲处，周岁者用中号针，六、七岁用大号针。刺进半分许，遇骨微位即拔出，不可误针筋上。若疳甚无水，刺数日方有白水；不甚者，即有白浆。刺数日，随有血。一指有血，一指不刺；二指有血，停此二指不刺；若六指俱有血，病痊，不复刺矣。凡刺，须隔一日，俟天晴，雨则无益。刺后即得睡，减贪馋，忌枣、栗、干甜果物，食则复发。如初刺有血，非此症矣。

庚生按：此法只能验病之轻重，不能去疾，须另求方药施治也。近时村媪每以挑疳为名，即此法也。

挑闷疹子

分开顶门，内有红筋、红瘰，挑破即止。

庚生按：疹子不透，有一单方极奇，可用也。方以细草纸一张须三、四层贴成一张者，逐层撕开，仍旧叠好烧灰，开水冲汤，去渣服，盖被取汗即透。

喉痹

觅红上红疙瘩，用针挑破，即愈。

百发神针 治偏正头风、漏肩、鹤膝、寒湿气、半身不遂、手足瘫痪、痞块、腰痛、小肠疝气、痈疽发背、对口发、痰核初起不破烂，俱可用针。按穴针之，真神妙百中。

乳香 没药 生川附子 血竭 川乌 草乌 檀香末 降香末 大贝母 麝香各三钱 母丁香四十九粒 净蕲艾绵一两，或二两 作针。

庚生按：作针之法，必以纸卷药末及艾绒如炮竹式，外以乌金纸盖，用鸡蛋清涂封，晒干，燃火隔布针熨。

消癖神火针

蜈蚣一条 木鳖 五灵脂 雄黄 乳香 没药 阿魏 三棱 蓬术 甘草 皮硝各一钱 闹羊花 硫黄 山甲 牙皂各二钱 麝香三钱 甘遂五分 艾绒二两 作针。

庚生按：癖块实症及藜藿之体可用，内服须以扶脾疏肝为主。

阴症散毒针

乳香 没药 羌活 独活 川乌 草乌 白芷 细辛 牙皂 硫黄 山甲 大贝 灵脂 肉桂 雄黄各一钱 蟾酥 麝香各三分 艾绒一两 作针。

药外 灸法门

医小儿

小儿目视不转睛，指甲黑，作鸦声，是死形，无可治，惟用此法灸，十灸十生。将左右两手湾处，各灸一穴；左右两脚趾，将第二趾脚趾缝头处，亦必各灸一灸。将痰泻出，即回生。奇妙不可言，医小儿之神灸也。

庚生按：治惊风方法綦多，或效或否。惟吴瑞《本草》载一法颇妥，可用也。其法遇小儿惊风，即以艾炷灸耳根下三壮，男左女右，虽危可安。

鸡爪风

妇人月家得此，不时发。手足及指拘挛，拳缩如鸡爪，颇疼痛。急于左右膝盖骨下两旁，各有小窝共四穴，俗谓鬼眼。各灸三壮，立愈。

干霍乱死灸法

心头微热者，以盐填脐内，纳艾灸，不计数，以醒为度。

庚生按：或以硫黄一钱　丁香八分　麝香四分　肉桂一分　和研瓶贮。每用，以五分置脐眼，以膏药盖之，上加艾灸。凡一切吐泻垂绝，阳微欲脱者，用此奇验。

附子灸

痈疽久漏，疮口冷，脓水不绝，内无恶肉。以大附子，水浸透，切大片，厚三分，安疮口，艾隔灸。数日一灸，至五、六、七次，服内托药，自然长满。为末，作饵用，亦甚可。

黄蜡灸　治痈疽等毒。

白面水和成块，照毒根盘大小作圈，厚一指，高寸余，粘肉上，外以绢帛加湿布围住。将黄蜡掐薄片，入面圈内，以熨斗火运逼，蜡化即痛，则毒浅。若不觉，至蜡滚沸，逐渐添蜡，俟不可忍，沃冷水候凝。疮勿痛者毒盛，灸未到也，不妨再灸。轻三次，重三、四次。忌房事、气恼、发物。

灸癣

日中时灸病处影上三炷，灸之。咒曰："癣中虫，毛茸茸，若欲治，待日中。"

又法：

八月八日日出时，令病人正向东面，户内长跪，平举两手，持胸两边。取肩头小垂际骨宛宛中灸之，两火俱下，各三壮。若七壮、十壮，愈。

治癣方[①]

腹皮一两　甘草一两　共入夏布袋，以沙盆入水煮滚，用袋擦洗。每日五、六次；冷，再温。又：用川椒去梗，夏布包搽，亦应。

灸耳聋

湿土瓜根削半[②]寸，塞耳内，以艾灸七壮，每旬一灸，乃愈。

庚生按：根须削一头尖，一头平，插入耳中。

疝气偏坠

净草一条，量患人口两角为一则，折断；如此三则，折成二角，如"厶"字样。以一角安脐中心，两角安脐下两旁，尖尽处是穴。若患在左，灸右；在右，灸

---

① 治癣方：此方原无。据周本补。

② 半：原作"平"，周本作"半"，义长，因改。

左；两边俱患，两穴皆灸。艾炷如麦粒大，灸十四壮，或二十一壮，即安。又，灸两足三阴交穴，尤效。

庚生按：三阴交穴，在内踝上三寸骨下陷中。

灸痈疽

男左女右，以篾一根，前齐中指端，后至手腕横纹凹中，截断为准。却以竹一根，两头搁起，令病人骑之，两足不着地，挺身正坐，将前篾植于竹上，以正头植骨脊中尽处各开一寸，名骑竹马法。灸七壮。灸毕，宜用乳香、真绿豆粉为末，调服之，以防火气入心。

庚生按：骑竹马灸法，治发背，脑疽，四肢上下一切肿硬恶毒，流注，恶核，无不立效。宋《备急灸方》详载图形穴道，并历引治验各症，推为神仙，垂世大惠。惜此书罕传，上述者，又未详尽，特附录于下。

胡桃灸 破伤风及疯犬伤，神效。

胡桃壳半个，填稠人粪满，仍用槐白皮衬扣伤处，以艾灸之，遍身臭汗，其人大困，即愈。远人者，将伤处如前灸之，亦愈。

庚生按：毕驿丞有桃壳灸法，治诸毒初起如神。法用大核桃破开，去肉及隔，背上钻小孔，内填溏鸡屎令满，将壳合在毒顶上。另以艾炷于桃壳小孔上灸之，不论壮数，惟取患者宽快为度。如壳焦，另取一壳，如法灸之。其毒立愈，真奇方也。按：破伤风不宜灸，且干人粪灸火亦主消，毒似未成为宜。

鸡子灸 凡毒初起，红肿无头。

鸡子煮熟，对劈去黄，用半个合毒上，以艾灸三壮，即散。若红肿根盘大，以鸭蛋如法灸，亦可。

苦瓠灸

择神人不在日，空心用井华水调百药煎末一碗，服之微利。却用秋葫芦，一名苦不老，生在架上而苦者，切片。置疮上，灸二七壮。萧端式病此连年，一灸遂愈。

庚生按：人神所在，忌施针灸。考《千金方》：甲日头，乙日项，丙日肩臂，丁日胸胁，戊日腹，己日背庚日膝，辛日脾，壬日肾，癸日足。又有十二时忌及逐时忌、十二部忌，禁忌多端，择日非易。然《资生经》有云：通人达士遇卒急暴患，无暇选择避忌，可灸一壮至三壮也。

桑木灸　治痈疽发背不起发，或瘀肉不腐溃，及阴疮、瘰疬、流注、臁疮、顽疮、恶疮久不愈，俱用此灸之。未溃，则拔毒止痛；已溃，则补接阳气，亦取其通关节，去风寒，火性畅达，出郁毒之意。干桑木劈成细片，扎作小把，燃火吹熄患处，每吹片时，以瘀肉腐动为度。内服补托药，诚良方也。

庚生按：桑木灸，乃神灯照法之意，阴症及寒痰结硬颇宜。

碗灸　治乳肿。

碗一个，用灯草四根十排碗内，头各露寸许。再用纸条一寸五分阔，用水湿了，盖碗内灯草下，纸与碗口齐，将碗覆患处，留灯草头在外，艾一大团放碗底，火灸之。艾尽再添，至碗内流水气，内觉痛止方住。甚者，次日再灸一次，必消。

灸目

正月十六日用川椒末一、二分，入头垢，和为蚕豆大，凹之似窝，置于眼角，别揉熟艾米粒大，内凹中。每眼灸七壮，或九壮，如此，俟清明日照前后，灸之。连灸三年，则目加精采，至老不昏花。

麻叶灸

七月七日采麻花，五月五日采麻叶，捣作炷圆，灸疮上百壮。次烧胡桃、松脂，研敷即愈。

药外 熏法门

鹅掌风

真蕲艾四、五两，将水三、四碗，煮五、六沸，入大口瓶内盛之，用麻布双层缚瓶口，将手心放瓶上，熏之。如药冷，再熏。如神。

蜈蚣咬

杉木皮或枝，烧烟熏，立刻止痛，比蜘蛛尤妙。

癫狗咬方[①] 名五圣丹，神妙无匹。

麝香一钱 冰片一钱 九制甘石一钱 腰黄一钱 火硝三分 为末。男左女右，点大眼角，每日七次，神验。如误吃羊肉，须再点。时痧疫症、伤寒发斑不出，亦可点。

牛皮癣

水银一钱五分 芸香一钱五分 大枣七枚 同捣烂，

① 癫狗咬方：此方原无，据周本补。

为四丸。每夜熏一丸，效。

口眼歪斜

巴豆三粒　麝香三分　共研。将热水二钟，药藏钟底，放手心。右斜，放左手心，左斜，放右手心。

久病截疟

老姜两斤捣烂，置于滚水一大桶内，坐布帐中，脱衣坐卧桶上，熏透即愈。第一禁风。

庚生按：此法惟夏秋为宜。然一或不慎，反易感冒。不若用老姜八两，捣烂，当归一两，末，分四团，烘起和匀，贴两膝左右如ꝏ样。此四处乃鬼眼穴，以帛扎紧，即不复发矣。须先一时贴。

又[①]：扼虎灸法　以胭脂、阿魏各一大豆许，同研，和以大蒜肉一片，和捣成饼。用瓦楞子壳入药填满，临发时以壳覆虎口上，令药着肉，以绯帛扎定，男左女右，经宿不去。

痘不脱靥

烧乳香，熏之。

庚生按：痘不脱痂，乃血气不足，不必外治，宜内服清润之剂，不可熏矣。

虫牙

天仙子一撮，入小口瓶内烧烟，竹筒引烟入虫孔内，熏即死，永不发。又：天仙子入瓶内，热汤淋下，口含瓶口，令气熏之。冷，更作，尽三合，乃止。有津涎可去，甚效。

---

① 又：此下内容原无，据周本补。

头风插耳

黄蜡三两　熔化，以白纸阔五寸，长二寸，在蜡上拖匀。其蕲艾揉软，薄摊蜡上，卷为筒，插耳内。一头火点燃，烟气透脑，其痛即止。左痛插右，右痛插左。至重不过二次。

喉痹

蓖麻子研烂，纸卷作筒，烧烟熏吸，即通。或取油作捻，尤妙，名圣烟筒。喉痹紧急，用此即破。

庚生按：喉痹不通，用真郁金一钱，巴豆霜三分，明雄黄一钱，共研细，水和丸芥子大。每服十二丸，开水送下，迟则难救也。

又：用紫金锭磨水灌之，亦效。

又：用鲜杜牛膝根打汁灌之，吐痰即开。如有孕，此方忌用。

喉症开关

牙皂　巴豆　各等分为末，米汤调，刷纸上，晒干，作捻子点火，以烟熏鼻，立能开口，鼻流涕。专治十八种喉闭。

庚生按：喉闭一症，必积热内蕴，暴寒外束而成。不可纯用寒凉，当先以辛凉发散为治。如或有痰，则兼取痰；时疫，则兼解毒。如泥用苦寒，则上焦未除，中寒复起，毒乘虚入腹，胸前高肿，上喘下泄，手足厥冷，不食而毙；或外无寒束，妄投温燥，亦非治法。极宜审慎！

小儿脱肛

五倍子。先以倍子、艾绒卷成筒，放便桶内，以瓦盛之。令病者坐桶上，以火点着，使烟熏入肛门，其肛自上。随将白矾研末搽之，其肛自紧，再不复发。

霍乱转筋 身冷，心中下微温者。

朱砂二两，研 蜡二两 和丸，着于火笼中熏之，周围厚覆，勿令烟泄；兼床下着火。令腹微暖。良久，当汗出而醒。

疥疮

熟蕲艾三两 木鳖子三钱 雄黄二钱 硫黄一钱 为末，揉入艾中，分作四条。每一条安阴阳瓦中，置被裹熏后，服通圣散。

脓疮第一方[①]

厨房倒挂灰三钱，煅，伏地气 松香一钱 茴香一钱，煅 川椒一钱 硫黄一钱，煅 枯矾一钱 苍术一钱 虾蟆一钱 白芷一钱 朱砂一钱 共研末，用鸡蛋入药在内，幽火炖熟，去壳存衣。再用生猪油和药捣烂，葛布包擦即痊。

瘫痪顽风 骨节疼痛，下元虚冷，诸风痔漏下血，一切风疮。

川乌头 草乌头 两头尖各三钱 硫黄 麝香 丁香各一钱 木鳖子五个 上为末，以熟蕲艾揉软，合一处钞底包裹，熏病处，名雷丸。

手足风痛 冷痛如虎咬者。

樟木屑一斗 流水一石 煎极滚，泡之。乘热安足

---

① 脓疮第一方：此方原无，据周本补。

于桶上熏之，以草荐围住，勿令汤气入目。其功甚捷。

拳毛倒睫

无名异末，纸卷作捻，点灯吹杀熏之，睫自起。

破伤风 口噤身强。

肉苁蓉切片，晒干。用一小盏，底上穿穴，烧烟熏患处，累效。

咳嗽熏法

熏黄一两 以蜡纸条卷作筒十枚，烧烟，吸烟取吐止。一日一熏，惟食白粥。七日后，以羊肉羹补。

女人病邪 与邪物交通，自言自语，悲思恍惚者。

雄黄一两 松脂二两 溶化，以虎爪搅之，丸如弹子大。夜烧笼中，令妇坐其上，以被蒙之，露头在外，不三剂自断。仍以雄黄、人参、五味子等分为末，每旦井水服之。

庚生按：此症时有，非真是邪物凭附，半属忧郁，半属痰气。庚生尝以逍遥散及苏合丸随症加减，颇有捷效。

喉闭

竹纸渗巴豆令满，作纸捻点灯。旋之以烟熏喉间，即吐恶血而消。或刺入喉间，出紫血亦愈。盖咽喉病发于六腑者，引手可探及，刺破喉血，即已；若发于五脏，则受毒牢深，手法、药力难到，惟用纸捻为第一。

庚生按：刺法宜谙习喉科者，方可奏刀，不可孟浪。如伤帝丁，害不旋踵。还以吹药为要。

舌胀出血

蓖麻取油，蘸纸捻，烧烟熏之，即胀肿皆消。并治牛马六畜舌胀。

手汗

黄芪一两　葛根一两　荆芥三钱　水煎汤一盆，热熏而温洗，三次即无汗。

熏嗽　治风入肺久嗽者。

鹅管石　雄黄　蔚金　颖花　为末，和艾。用姜一片置舌上，以药艾于姜上灸之，取烟入喉中愈。

庚生按：此方见宋本《救急备用方》。款冬花用二钱，鹅管石二钱，雄黄一钱，各为细末，用无雄乌鸡蛋清调如糊。以竹纸一张，刷药一半，候干，卷成小筒。将一半无药处拈定，火上烧浓烟，直安入近喉处，闭口使烟冲入。觉必欲嗽，须略忍住。便以冷茶清呷数口，随即哕出痰数口。不问新旧嗽病，无不愈也。熏时，须牢闭鼻孔。

青布熏

恶疮防水。青布和蜡，烧烟筒中熏之，入水不烂。疮伤风水，用青布烧烟于器中，以器口熏疮，得恶汗出，则痛痒瘥。臁疮溃烂，陈艾五钱，雄黄二钱，青布作大炷，点火熏之，水流数次愈。

支太医桃叶熏

水二石，煮桃叶，取七斗，安床箦下，厚被盖卧床上，乘热熏之。少时当雨汗，汗遍去汤，速粉之，并灸大椎穴。此法治天行病。

药外 贴法门

痢疾塞肚

绿豆七粒　胡椒七粒　麝香一厘　胶枣一枚　共捣烂，放瓶内，包好。患者取一丸，贴脐上。宜用端午日合。

小儿赤眼

黄连为末，水调，敷脚心。

小儿熏舌　又名雀舌。

巴豆半粒　饭粘四、五粒　共捣为饼如黄豆大，贴眉心中间。待四围起泡，去之即愈。

收阴症伤寒

鸡子放脐眼内，一时一换，四、五换即愈矣，阴气尽收于内。

庚生按：此方本出刘氏《医述》，惟鸡子须用蓖麻子擦过。其法用鸡蛋五枚，以蓖麻子十五粒去壳取仁，将鸡蛋逐枚用蓖麻仁三粒揩擦一遍。然后煮熟，乘热去蛋壳，放脐眼内，一时一换。均须乘热去壳，旋煮旋换，不可令冷。然擦后水煮，油性已去。庚生尝于蛋煮好后，再用蓖麻仁擦一遍，用之更效。

止自汗

郁金末，卧时调涂乳上。

截惊法

芭蕉油、薄荷汁煎匀。涂头顶，留囟门；涂四肢，留手、足心勿涂。甚效。

婴儿疟疾

代赭石五枚 煅红，醋淬，朱砂五分，砒霜一豆大，同以纸包七重，打湿煨干，入麝香少许，为末，香油调一字，涂鼻上及眉心、四肢，神愈应。

隔皮取脓 治诸般肿毒。

驴蹄细切，一两，炒 荞麦面一两 白盐五钱 草乌四钱，去皮 上为末，调作饼子，慢火炙黄，出火毒，研。米醋调成膏，用白纸摊贴患处，毒自毛窍而出，其肿自退。

痞块

红芥菜子不拘多少，生姜汁浸一宿。大约芥菜子一酒杯，加麝香一钱，阿魏三钱，捣烂如膏，摊布上，贴患处，汗巾扎紧。一宵贴过，断无不消。

牙齿疼痛

轻粉一钱 大蒜一瓣 杵饼，安膈骨前陷中。先以铜钱隔了，用蚬盖定，扎住，一宿愈。左疼安右，右疼安左。又：左牙痛敷右大指腕上，右痛敷左。

庚生按：此法颇有效，惟蒜、粉不必尽用。取蚕豆大一丸，置于大拇指根旁陷中，非膈骨前也；此穴须跷大指，仰手取之。轻粉三分，足矣！

截疟丹

斑蝥 巴豆肉 朱砂各一钱 麝香二分 雄黄一钱半 蟾酥五分 黑枣三个 捣丸如绿豆大，贴眉心穴。一周时揭下，投长流水中。

贴脐截疟

胡椒、雄精等分研末，将饭研烂，为丸桐子大，朱砂为衣。将一丸放脐中，外膏药贴之，即止。

庚生按：此方或用荜拨、雄精等分，更效。惟饭丸究不宜，不若用散为妙。

难产仙方

蓖麻仁取白仁七个，麝香三分，共一处捣如泥，用绢帛包之，勒在脐中，即时产下。如倒生者，用稳婆送进，片时即顺下。

庚生按：此法未妥，下“如神丹”亦不可用。

如神丹 治难产。

巴豆三粒，去壳 蓖麻七粒，去壳 麝香少许，研成一饼。贴脐上，即产；产下，即去之。

地黄膏 治眼肿，立效。

生地一两 寒水石五钱 黄连一两 为末，生地汁调饼，贴太阳上。

水泻不止

木鳖仁五个 丁香五个 麝香一分 上研末，米汤调作膏，纳脐中贴之，外以膏药护住。

痢疾噤口

木鳖仁六个，研泥，分作二分用 面烧饼一个，切作两半，只用半饼，作一窍，纳药在内 上以饼乘热覆在病人脐上，一时再换半个热饼，其痢即止，遂思饮食。

小儿口内流涎

天南一个为末，醋调两足心。过夜即安然，洗去。

牙痛

萝卜子十四粒研末，以人乳和之，左痛点右鼻，右痛点左鼻。

药外 蒸法门

厉风

先将元参　苦参　沙参　荆芥　防风　厚朴　白芷　陈皮　蔓荆子　威灵仙　麻黄各一两，桃枝、柳枝煎汤洗之，换一身新单青布衣。掘一地坑深尺许，方广约可卧身者。用栗炭四、五十斤，烧坑内极热，泼滚醋数十碗。次去炭，铺草荐于内。令病者卧于荐上，厚被盖取汗，汗出一瞬起，别换衣，进饮食。后用五爪藤煎汤重洗，数次自愈，宜服败毒丸药。

骨蒸发热

雄黄一两，入小便一升，研如粉。乃取黄理石一枚方圆一尺者，炭火烧之。三食顷，浓汁淋于石上，置荐毡于上。患人脱衣坐之，衣被围住，勿令泄气，三、五度瘥。

脚气肿痛

樟脑二两　乌头三两　上为末，醋和丸弹子大。每置于足心踏之，下以微火烘之，衣被围盖，汗出如涎为效。

风湿痰病

人坐密室中，左用滚水一盆，右用炭火一盆，前置一书桌，书一册。先将无油新巴豆四十九粒，研如泥，纸压去油，分作三饼。如病在左，令病人将右手仰置书上，安药于掌心上，以碗安药上，倾热水碗内，水凉即换，良久汗出，立效。病右安左。一云：随左右安之。

珊瑚蒸 治中风不语，脉沉口噤。

黄芪 防风 共煎汤数斛，置床下蒸，药入腠理，周时可瘥。

庚生按：蒸时只宜单衣单褥，卧棕棚上，必盖被以留药气。

千金神草方 治风湿瘫痪，手足不仁，半身不遂，周身麻木或酸痛，口眼歪斜，并皆神效。

蓖麻子草秋夏用叶，春冬用子，俱得一、二十斤。木甑内，置一大锅上蒸熟，取起。先将绵布数尺，双折浸入蒸叶、子汤内，取出乘热敷患处；却将前叶、子热铺布上一层，候温，再换热叶、子一层。如此蒸换，必以患者汗出为度。重者蒸五次，轻者蒸二次，其病自愈。内以疏通活血之剂服之。

庚生按：蓖麻子性极烈，功专提拔，用至二十斤，恶可浪施！且瘫痪诸症，半由气血虚弱，切宜斟酌。或用鲜叶较妥，或用蚕沙、黑豆为妙。

阮河南桃叶蒸 治发汗汗不出，用此蒸之可救。

烧地令热，去火，以水少洒之。布干桃叶于上，厚二、三寸，安席叶上卧，温覆得大汗。被中敷粉，极燥，燥便瘥。凡柏叶、麦麸、蚕沙，皆可如此用之。

蚕沙蒸 治患风冷气痹，及瘫痪。盖蚕属火性，燥能胜风去湿。

醇酒三升拌原蚕沙五斗，甑蒸于暖室中，铺油单上。令患者就患处一边卧沙上，厚盖取汗。若虚人须防大热昏闷，令露顶面一次。不愈，间日再蒸，无不效。

庚生按：凡用蒸法，均须量病虚实。

蒸脚气　服药不效者。

于地上掘作盆子，深六、七寸，可容脚。用炭火烧赤，然后喷酽醋，遍地铺净葱，不去皮、根。在小床坐定，用脚伸地盆内蒸，候汗出如胶，拭去。忌房事。不两次必愈，神效。

荆叶蒸　治脚风湿痛不止。

荆叶不限多少，置大瓮中，其下着火温之。病人置叶中，须臾当汗出，蒸时旋旋吃饭，稍倦即止。便以被盖，避风。仍进葱豉酒，及豆酒亦可，以瘥为度。按：此法止宜施之野人。李仲南《永类钤方》云：治脚气诸病，用荆茎置坛中烧烟，熏涌泉穴及痛处，使汗出即愈。此法贵贱皆可用。

药外 洗法门

小儿咳嗽

生姜四两煎浓汤，沐浴即愈。

洗头明目

凤眼草，即椿树上丛生荚也。烧灰，淋水洗头，经一年，眼如童子。加椿皮灰，尤佳。　正月初七日　二月初三日　三月初四日　四月初五日　五月初二日　六月初四日　七月初七日　八月初三日　九月二十日　十月二十三日　十一月二十九日　十二月十四日　洗之。

洗癞头

蜗牛数十条洗之，二次必愈。水三碗，煎蜗牛三十条足矣。

庚生按：秃头方有用松香二两入葱管内，线扎，水煮化，去葱。候干，入黄丹一两，无名异一钱，炒官粉一钱，轻粉一钱，为末。香油调搽，神速。

洗痈疽

肿时，用紫葛、天荞麦、忍冬藤、金丝草各等分，煎汤洗；溃时，白芷、甘草、羌活、黄芩、露蜂房、赤芍药、当归头。先将猪前蹄一只煮汁，去油花，取清汁煎药，去渣。温洗，以绢拭之。

洗冻瘃

黄柏、皮硝各等分，研细末。已破者，柏七硝三；未破者红肿，柏、硝各半；初起者，硝七柏三。皆用冷水调搽；俟干，以热水洗去，再搽。再干再搽，如此三遍。一日停痛，三日全愈。此神方也。

庚生按：此方神效。或用荆芥二两，莱菔半斤，煎汤洗之，可愈。如破烂，用狗油搽之，断根。

五枝浴 治大风年深不愈，面毛脱，鼻梁崩损不愈，取效如神。

柳、桃、桑、槐、楮五般枝煎浓汤，大缸浸坐没颈一日。俟汤如油，出浴，安矣。

杨枝浴 治痘疮数日陷顶，浆滞不行，或风寒所阻者。

水杨枝叶无叶，用枝五斤 流水一大釜煎汤，温浴之；如冷，添汤。良久，照见累起有晕丝者，浆行也；如不满，再浴。力弱者只洗面头手足。如屡浴不起者，气血败矣，不可再浴。始出即痒塌者，皆不可浴。痘不行，乃气血所滞涩，腠理固密，或风寒外阻而然。浴令暖气透达，和畅郁蒸，气血通彻，每随暖气而发，行浆贯满，功非浅也。若内服助气血药，借此而升之，其效更速，风寒亦不得而阻之矣。

洗青盲

昔武胜军家宋仲孚患此二十年，用此法二年，目明如故。青桑叶新研焙干，逐月按日，就地烧存性。每以一合，于瓷器内煎，减二分，倾出澄清，温热洗目，至百度，屡试有验。正月初八日　二月初八日　三月初六日　四月初四日　五月初六日　六月初二日　七月初七日　八月二十九日　九月十二日　十月十三日　十一月初二日　十二月二十日

药外 熨法门

痞积

艾绵四两，捏如患大。川椒四两拌艾中，粗草纸包，安痞积上，以汤壶熨，内有响声即消。

皮熨

治气痛之病。忽有一处如打扑之状，不可忍，走注不定，静时其处冷如霜雪，此皆暴寒伤之也。白酒煮杨柳白皮，熨之；有赤点处，镵去血妙。凡诸卒痛，熨之皆止。

庚生按：此症有痰者多，不尽属寒。凡人背上或他处觉有一点如冰者，必是痰症。用姜汁一两，雄黄二钱，白芥子三钱，和捣成团，贴之愈。

药外 吸法门

还魂丹 治急慢惊风，吹鼻。

二寸蜈蚣、一分麝香，四两白芷与[1]天麻，更加二钱黄菊花子，死在阴司要返家。共为末，吹鼻即苏。

青火金针 治头风。

火硝一两 青黛 川芎 薄荷各一钱 为末，口含冷水，用此吹鼻。

伤寒咳逆 服药无效。

雄黄三钱 酒一盏，煎七分，乘热嗅其气，即止。

庚生按：呃逆有数种，各各不同。凡病后作呃逆，服丁香、柿蒂不愈者，用绢包旋覆花三钱，代赭石三钱，枇杷叶去毛，三钱，煎服，立愈。

水肿上气

熏黄一两 款冬花二分 熟艾一分 以蜡纸铺艾，洒二末于上，狄管成筒烧煨，咽三十口则瘥。三日一剂，百日断盐、醋。

烧香治劳

元参一斤 甘松六两 上二味为末，以蜜一斤和匀，入瓶中，封闭地中，埋窨十日取出。更用灰末六两，蜜六两，同入瓶，更窨五日。取出烧之，常令闻香自愈。

冬月喉痹 肿痛不可下药者。

蛇床子烧烟于瓶中，口含瓶嘴吸烟，其痰自出。

---

① 与：原无。此方乃韵语，据文义加。

一切咳嗽 不问久近，昼夜无时。

佛耳草一至二两 款冬花三至四两 熟地黄二两 上焙，研末。每用二钱，于炉中烧之，以筒吸烟咽下，有涎吐出，两服愈。

碧云散 治目赤肿胀，羞明昏暗，隐涩疼痛，眵泪风痒，鼻塞头痛酸，外翳扳睛诸症。

鹅不食草晒干，二钱 青黛 川芎各一钱 上为细末，噙水一口，每以米许搐入鼻中，泪出为度。

头风苦痛

大蒜头七个去皮，烧红地，以蒜逐个于地上磨成膏子。却以僵蚕一两去头、足，安蒜上，碗覆一夜，勿令透气。只取蚕研末，搐入鼻内。口中含水，更效。

庚生按：头风痛，用乌鱼头、乌鸦头各一枚，炙炭研细，陈酒服亦效。然不及后附石氏法为验。

石南叶散 小儿误跌，或打着头脑受惊，肝系受风，致瞳人不正，观东见西，观西见东。

石南一两 藜芦三分 瓜丁五、七个 上为末，每吹少许入鼻，一日三度。内服平肝药，或加牛黄。

庚生按：此涌痰法，非痰症不可用。

单蛾

姜黄一片，红枣去核，二枚，巴豆三粒，同捣如泥。用口津调和，分作二丸，用绢包好，线扎。男左女右，一握手，一塞鼻，盖被出汗即愈。此药治三人。如干，用吐津拌匀，包扎，如法治之。

倒睫拳毛 因风入脾经，致使风痒，不住手擦目。久则赤烂，拳毛入内。

木鳖仁捶烂，以丝包作条，左患塞右鼻，右患塞左鼻，其毛自分上下，再服蝉蜕药自愈。

药外 杂法门

痔疮坐袋

乳香　没药　龙骨　赤石脂　海螵蛸　轻粉　木鳖各三钱　上共为末，以绢盛之。每日坐，不必洗。坐二十一日，无不愈。

湿疮踏袋　治寒湿疮并脚气。

川椒一斤，盛粗布袋中，放火踏上，下用火烘，跣足踏其上。盖椒性热而散，加以火气上逼，寒湿自去而愈，甚妙。

钓骨丸

栗子肉上皮半两为末，鲇鱼肝一个，乳香二钱五分，同捣为丸桐子大。看骨哽远近，以线系、绵裹一丸，水润吞之，提线钓出也。

黄疸取黄

扛连纸一张，裁为四条，笔管卷如爆竹式，或口上糊粘固。外用黄蜡一两，铁杓将纸筒四围浇匀，不可使蜡入内。患人仰卧，筒套脐上，外以面作圈，护定勿倒。头上点火，烧至面所，剪断，另换新筒。看脐中有黄水如鸡子饼者，取出。轻者四、五根，重者六、七根，取尽黄为度。

香橼包法　治头风。

香橼不拘新旧一枚，切开。鸭蛋一枚，煮熟切两半开，入香橼内。每边包在太阳上，得热即愈。

庚生按：头风方法，或效或否。惟竹阁《经验备急方》中，有石氏乌辛茶，极灵极验。庚生亦屡以治人有效，特录于后：川乌一只，生，去皮，细辛二钱，芽茶二钱，㕮咀作三服。每服水两大盏，姜十片，煎至七分，临发后连进，或呕痰即愈。

耳鸣塞耳

乌头烧灰，石菖蒲等分，为末，绵裹塞之。日再塞为效。

产妇衄血 口鼻起黑气，名胃肺败。

红丝线一条，本妇顶心发二根，扎紧中指节，效。

消毒灯照 一切痈疽发背，无名肿毒，及对口诸疮，已溃未溃，无不神效。

一、二十年旧船底上石灰，生青桐油调，将光青布照疮大小摊贴。又用青布作捻，蘸桐油点火，在疮上打摔，觉痒受打，不论条数。灰干换贴，再打，知痛为度。红退毒消，神效。

掌中取积

甘遂　巴豆　干姜　韭子　槟榔各等分　上为细末，收米饭为丸如弹子大。用时，早晨花椒汤净手，将香油涂掌中；次将药擦，一时便泻。欲止，以冷水净手即止。大小腹中有积皆治。

神灯照法

川椒　艾叶　红枣　芫荽　茵陈　乳香　白芷梢　陈香橼　安息香　上共为末，作纸捻熏照。

庚生按：神灯照法治阴症，发背对口，一切大毒，未成可消，已成易溃易敛，诚良法也。此方各药均妙，惟用法未详。宜以各药研末，入安息香和匀，以绵纸裹药为捻，每枚用药五分，以麻油润透，灼火离疮半寸许，自外而内，周围徐徐照之，火头向上，令药气入内，毒随火散，自不内侵脏腑。初用三条，渐加至四、五条。熏照后，随用药敷之。如已溃，大脓发泄时，不必用此也。

缩赘瘤

甘草煎膏，笔妆之四围，上三次。乃用芫花、大戟、甘遂各等分为末，醋调，别以笔妆其中，勿近甘草。次日缩小，又以甘草膏妆小晕三次如前，仍上此药，自然焦缩。

庚生按：此法用圈痰瘤、痰核，可以逐渐收小。如血瘤、筋瘤等症，无效。

敖医官钓骨法

盐麸子根捣烂，入盐少许，绵裹，以线系定。吞之，牵引上下，便钓出也。

提金散 大便闭塞，服药不通者。

沧盐三钱，屋檐烂草节七个，为末。每用一钱，竹筒吸入肛内一寸，即通。

臌胀取水

真轻粉二两　巴霜四两　生硫黄一钱　加麝香更妙，同研成饼。先以白帛一片铺脐上，以药饼放外，上用绵绑住。约人行五、六里，自能泻下黄水。待至二、五度，除去药，温粥补之。久患隔日取。日一饼，可治二、三十人。病愈后，忌饮凉水。

庚生按：此法可用之藜藿之人体气壮实者。究不如古方鸡矢醴一法，平淡而有奇功。方用鸡矢一升，炒黄色，为末，以黄酒一斤，先将矢盛于新布上，后以黄酒冲之。冲时须缓缓润下，即汁一碗，即与病者服之，半日即消，三服全愈。愈后忌口戒劳，可不再发。又：水臌胀往往口渴，以大麦芒一、二斗，每次二、三两煎汤代茶，久久可愈，亦平妥有效。

黄疸取水

大鲫鱼一个，为背者，连目，鳞、骨俱捣烂　上加麝香三分，同鱼熟捣成饼。再加麝香二分，入居饼中间，贴在脐上。将荷叶二、三层贴饼上，用布缚。不及周时，出黄水即消，永不再发。

劫肿法　治水肿，及肿核、肿毒。

凡水肿胀，药未全消者，甘遂末涂腹，绕脐令满，内服甘草水，其肿渐去。若脚气上攻，结成肿核，及一切肿毒，用甘草、甘遂末，水调敷肿处，即浓煎甘草汁服，其肿即散。

头痛

生萝卜取自然汁，入生龙脑调匀。昂头，使人滴鼻孔。左痛，灌右；右痛，灌左；俱痛，并灌之。其效如神。

又法：

蓖麻子一粒捣碎，同枣肉、葱须共捣匀，丸如黄豆大，外用丝绵裹之，纳鼻孔。少顷，必有清涕流出，即将丸药取出，其痛即愈，永不再发。

引火法

人病厥逆之症，不敢用药，以此治之。吴茱萸一两为末，以面半两，水调成糊，以布摊成膏。贴涌泉穴内，则手足不逆矣。

庚生按：此法用于小儿更宜，即古方用盐附片贴脚底之意。庚意用水调，不若用鸡蛋清更妙。

又法：

附子一个为末，米醋调成膏，贴涌泉穴上。然后用六味汤大剂与之，火不再发[1]。

衄血

左鼻孔出血者，以色丝扎右手中指根；右孔出血者，扎左手中指根；俱出者，扎二指根。

温剂种子

五灵脂　白芷　青盐各二钱　麝香一分　上为末，以荞麦汤和，搓成条，圈于脐上，以药入其中，用艾灸之。但脐内微温，即愈，不过二、三度。

---

① 发：周本作“沸”。

串雅外编卷三

钱塘赵学敏恕轩纂辑

制品[1] 伪品门

假冰片

真片脑形如冰雪；如假造者，其性亦寒，用之颇与同功，往往欺人，亦得高价。用新砖一枚纳于厕中，一、二月取出，同新汲水洗十分净。于室中阴处下用新砖阁，上用新砖盖之。待霜出冰雪，收之。如此数次，霜尽而止。用瓷罐与潮脑同包，取其香气。智者辨之。

庚生按：辨冰片法，以片置瓷盘中，以火点之，渐化如糖者真；点之作黑烟，遇火即燃者伪。近时药肆真者日稀，皆以樟木蒸取。

樟冰

樟脑不拘多少研细，同筛过，壁土拌匀，摊碗内。以薄荷汁洒土上，又以一碗合定，湿纸条固缝，蒸之。

① 制品：原本无，周本有，且名称或有制器、制品之异。今遵原书凡例，以制品为一级标题，统括诸门。

少时，樟脑飞上碗底，即成冰片脑子。

又：

用铜盆，以陈壁为粉掺之，却掺樟脑一重，又掺壁土，如此五重。以薄荷安土上，再用一盆覆之，黄泥封固，于火上款款灸之。须以意度之，不可太过、不及，勿令走气。候冷取出，则脑升于上盆。如此三次，可充冰片也。

又：

樟脑每一两，用黄连、薄荷六钱，白芷、细辛四钱，荆芥、密蒙花二钱，当归、槐花一钱。以新土碗铺冰片于底，安药在上，入水半盏，洒脑于上。再以一碗合之，糊口，安火煨之。待水干取开，其脑自升于上。以翎扫上，形似松脂，可入风热眼药。人亦多以此乱片脑，不可不辨。

庚生按：此方宜用于眼药、吹药及牙痛药，比冰片为妙。庚生常试用有效。今真冰片日少，此法可用。

假雄黄

荷叶灰、头发灰、桑木灰、石灰各等分，以上好石黄放灰内，微煮。数日取出，透明即成雄黄。

假胆矾

漆绿半斤，以蓖麻叶一斗许捣汁，净猪胆四个，河水一大碗同煮。将干，入硇砂一钱五分搅匀，至干为度。每七两，用净盆硝一斤，一处以有嘴砂铫熔开，搅匀。用明矾研碎，入猪胆中，阴干取出。如色欠绿，再换新胆如上法，或牛胆。

又：

朴硝入牛胆中，阴干。隔年后取，其色与胆矾同，其矾亦相去不远也。

庚生按：用硝，不及用明矾为妙。

假胡椒

用豌豆，以蓼子、草乌、生姜三味切碎捣烂，取汁浸豆，蒸软。如此三度，换新汁浸。次用石灰末，以文武火炒豆皮皱为度，其味如真。

假乳香

择有瘿松树，锯开瘿，就上凿一孔。以糯米一升做饭，盐一斤拌匀，再杵成糍，入孔中。却以原锯锯下瘿，封之，盐泥固济，百有二十日足，取出，即成乳香矣。

假象皮膏 治扑打及金刃伤，血出不止者，用之。并收口，如神。

蚕豆炒，去壳，取豆捣细和匀，蜡熔为膏，摊贴如神。

庚生按：西医有象皮膏，治一切伤口如神。其方用鱼胶一两，用清水三两浸开，再加浓酒三两，共贮瓷碗内，隔水炖烊，搅和。用大帚涂薄绸绫上，或桑皮纸上。用时以水上热气烘之，封口生肌，神效。

制品 法制门

法制青皮 醒酒益胃，消食如神。

青橘皮一斤，浸去苦味，瓤拣净　白盐花五两　炙甘草六两　茴香四两　上以甜水一斗煮之，不住搅，勿令着底。候水尽，慢火焙干，勿令焦。去甘、茴，只取青皮，密收用。

乌龙胆 治一切喉症，喉蛾喉痈。

明矾末盛猪胆中，风干研末。每吹一钱，取涎，立效。

白豆蔻

白豆蔻一斤 檀香五钱 上为细末，甘草膏为衣，不拘时细嚼。内再加片脑一钱，亦为末共研。

庚生按：功能平气降痰。

法制橘红

橘红十二两 檀香五钱 白豆蔻五钱 片脑一钱 上为细末，甘草为衣。不拘时细嚼。

庚生按：功能化痰开郁。

法制槟榔

槟榔一斤 檀香五钱 白豆蔻五钱 木香三钱 上为细末，同甘草膏为衣。不拘时细嚼。

庚生按：功能下气消食。

法制芽茶 清热化痰，消食止渴。

芽茶一斤 檀香五钱 白豆蔻五钱 片脑一钱 上为细末，同甘草膏为衣。不拘时细嚼。

香茶

芽茶二两 麝香一分 硼砂五分 儿茶末一两 诃子肉二钱五分 上共研末，甘草汤为丸、为片任意。并治痰火症，及口臭、口干、生疮皆验。

又：

孩儿茶 木樨花各一两，晒干焙研 薄荷叶晒研，一两硼砂去脚，五钱　上为末，用甘草膏和药。作小片噙咽。

庚生按：治痰火口舌诸症。

法制枳实　治消胀满逆气，除胸胁痰癖。

法制川芎

治头目不清，上焦风热。川芎一斤　檀香半两　白豆蔻半两　片脑一钱　为末，甘草膏为衣，不拘时细嚼。

枳实一斤　檀香五钱　片脑一钱　上为末，同甘草膏为衣。随时细嚼。

法制人参　补益元气，轻身延年。

人参　檀香　白豆蔻　片脑　上为末，甘草膏为衣。不拘时细嚼。

庚生按：此方无意义。

法制桃仁　辟瘴疠，山居尤宜服之。

桃仁一斤　吴茱萸　青盐各四两　上共炒熟，以新瓶密封，七日取出。拣去茱萸、青盐，将桃仁去皮、尖，每嚼一、二十枚。

造樱珠

好南参不拘多少，碾为细末。以胡桃仁、松子同研和匀，炼蜜丸如樱子大，每粒辰砂为衣。去红色[①]二颗，沸汤点服。

三奇曲

白面十斤　苍耳草自然汁，三升　野蓼自然汁，四升　青蒿自然汁，三升　杏仁四升，去皮尖　赤小豆三升，煮烂，连汁研　三伏内上寅日，将药汁拌面如造曲法，晒

① 去红色：周本作“取五色”。详上下文义，“去”当为“取”之误。

干收用。甲寅、戊寅、庚寅，乃三奇日也。此日修合，故名三奇神曲，大有神效。

制品 药品门

灵砂

用新锅安逍遥炉火，蜜揩锅底，文武火下烧。入硫黄二两溶化，投水银半斤，以铁匙急搅，作青砂头。如有焰起，喷醋解之。待永不见星，取出细研，盛入水火鼎内，盐泥固济，下以自然火升之，干水十二盏为度。取出如末针纹者，成矣。

庚生按：此法非谙习炼升火候者不能制。

紫雪 疗伤寒温疟，一切积热，狂易叫走，瘴疫毒疠，卒死脚气，五尸五疰，心腹诸疾，疞刺切痛。解诸热邪，毒热，发黄，蛊毒，鬼魅，野热毒，及小儿惊痫。

黄金一钱 石膏 寒水石 磁石各三斤，捣碎 上以水一斛，煮四斗，去渣；入犀角屑 羚羊角 青木香 沉香各五两 甘草炒，一两 丁香一两 入前汁中，煮取一斗五升，去渣；入炼朴一斤 硝石二斤 于药汁中微火煎之，用柳木不住搅，至水气欲尽，倾木盆中。待欲凝，加入麝香一两二钱五分 朱砂二两 搅匀收之。每服一、二钱，潦水服，临时加减，甚者一两。

庚生按：炼朴不知何物，疑系炼朴消石。“一斤”二字似赘文，请高明酌之。

又按：炼朴疑系元明粉，消石疑即火硝，未知是否。

又按：消石制法见后。

红雪 治风热，消宿食，解酒毒，开三焦，利五脏，除热，破积滞。兼治伤寒狂躁，胃烂发斑，湿瘴脚气，黄疸头痛目昏，口鼻生疮，喉痹，重舌，肠痈等症。

川朴硝十斤，去渣 羚羊角屑 黄芩 升麻各三两 人参 赤芍药 槟榔 枳壳麸炒 生甘草 淡竹叶 木香各二两 木通 栀子 葛根 桑皮 大青 蓝叶各一两五钱 苏枋木六两 并剉片。水二斗五升，煎九升，去渣滤过，煎沸下硝，不住手搅，待水气将尽，倾入器内。欲凝，下朱砂一两，麝香五钱，经宿成雪。每服一、二钱，新汲水下。欲行，则热汤化服一两。

庚生按：此方颇有至理。惟须慎审病症，不可乱投。

碧雪 治一切积热，天行时病，发狂昏愦；或咽喉肿塞，口舌生疮，心烦；或大小便不通，胃火诸病。

朴硝 芒硝 牙硝 硝石 石膏水飞 寒水石 水飞石各一斤 上以甘草一斤，煎水五升，诸药同煎，不住手搅，令消溶得所。入青黛一斤和匀，倾盆内，经宿结成雪。为末，每含咽，或吹之，或水调服二、三钱。欲通利，热水服一两。

庚生按：以上四方均在制炼得法，应用如神。凡炼硝，须在寒天腊月布霜之日为妙，否则往往不结。庚生尝有白雪一方，亦得自走医，频用有效。特附列。

白雪[1] 治一切痰 结滞，及中痰痰迷，及痰塞咽

① 白雪：原文无此方，据周本补。

喉，诸种痰火实症。

朴硝五斤，用鲜莱菔汁七碗煎硝至化，倾入瓦盆内露。莱菔汁七碗煎至化，如前露法。俟结好，再用莱菔汁四碗，橄榄汁一碗同煎，如前露结取起。用稻柴灰阳纸印去水气，阴干，瓦瓶封贮。每服三钱，或水调，或淡姜汁一小匙，开水一杯化服，均可。

硝石

石脾　芒硝　朴硝各一斤　上为末，以苦参水二斗，铜铛煎十沸。入三物，煮减半，去渣煎，着器中。冷水渍一夜，即成硝石，可化诸石为水。

石脾

白矾　戎盐各一斤　上为末，以苦参水一斗，铛中煮五沸。下二物，煎减半，去滓，熬干，白如雪。

庚生按：苦参水二方均有，疑有夺字，或少分量。

矾石

新桑合槃子一具，于密室扫净，以烧地令热，洒水于上，或洒苦酒于上，而布白矾于地上，以槃覆之，四面以灰拥。一日夜，其石精皆飞于槃上，扫取收。上未尽者，更如前法，数遍乃止。可作饮食。

庚生按：如欲作水，即以矾精一斤，入三年陈酒一斗，浸之七日，即成。号曰矾华，日久弥佳。

飞黄　治缓疽、恶疮，蚀恶肉。

瓦盆一个，安雌黄于中，丹砂居南，磁石居北，曾青居东，白石英居西，矾居上，石膏次之，钟乳居下，雄黄覆之，云母布于下，各二两，为末。以一盆盖之，羊毛、泥固济，作三隅灶，以陈苇烧一日，取其飞黄用之。

土黄

信石一两　硇砂二钱　木鳖子肉　巴豆肉各五钱

上以信石、硇砂研末，以木鳖、巴豆捣成膏，入石脑油，和作一块，油纸数重包裹，埋于土坑内。四十九日取出，瓷器收贮，待用。如无石脑油，亦可。

庚生按：石脑油出于番舶，近罕真者。或误以煤油代之，不可不知。

元霜　治痰火神水。

黑铅一斤　烊一薄饼，中穿一孔，以绳系之。将好米醋约寸许，瓮口用皮纸、箬子扎紧，再以砖石压之，勿泄气，放屋下阴处。待数日取起，铅饼上有白霜。拭下。每铅一斤，取霜二两为止。治噎膈，每服五分，噙口内，以白汤送下。治痰火咳嗽，每服三分，照前法服。

庚生按：铅饼入醋瓮中，须与醋离寸许，勿浸入醋内。其瓮大小约装斗五升为适中。装醋后，上离瓶口必须五、六寸。其饼穿孔，须平挂以受醋气。

取绿豆油　治天疱疮。

绿豆装入粗瓦瓶内，以毛竹箸一把，塞紧瓶口。再用瓦盆一个，底下凿一孔。将瓶倒插于盆孔内，用砻糠炭屑烧之，其油即在箸头滴出，以碗收之。俟出火毒，用油抹点疮上，二、三次愈。

庚生按：竹箸头取新竹现制，每根约五寸长足矣。绿豆约用三、四升，以满瓶为妙。

油胭脂　治手足开裂。

生猪油去筋膜，一两，入锅熬净；再入黄占五钱，白占三钱，同化清；入银朱、黄丹各五分，搅匀，以软能摊开为妙。敷之，即愈。

庚生按：用银朱，不如用红花，或胭脂粉为妙。

云母粉　治百病[①]。

云母一斤拆开，揉入火瓶，筑实，上浇水银一两，封固。以十斤顶火煅赤，取出。却拌香葱、紫连翘二件，令捣如泥后，以夹绢袋盛于大水盆内，摇取粉。余渣未尽，再添药草，重捣取粉。以水盘一面，于灰上印一浅坑，铺纸，倾粉在内，候干焙之，以面糊丸梧子大。遇有病者，无不效。

庚生按：火瓶即倾银罐，可以入火不炸。香葱、连翘无分量，宜以意增减。然金石之药，制炼不精，每有遗患。虽云能治百病，然功过相半，不可尝试。

取砂汞

瓷瓶盛朱砂，不计多少，以纸封口，香汤煮。一伏时取，入水火鼎内，炭塞口，铁盘盖定。凿地一孔，放碗一个盛水，连盘覆鼎于碗上，盐泥固缝，周围加火煅之。待冷取出，汞自流入碗矣。

造海石

苦瓜蒌去皮捣碎，连汁用煅过黄口蛤蜊粉拌匀，作饼晒干，入药用。有等庸医以海浮石作海石，误矣！此药最能去痰。

---

① 治百病：原无，据周本补。

庚生按：此品下痰有效。庚生曾照制试用，有验。

取草汞

细叶马齿苋，干之十斤，得水银八两，或十两。先以槐木捶之，向东作架，晒之二、三日，即干。如经年久，烧存性，盛瓦瓮内，封口。埋土坑中四十九日，取出自成矣。

庚生按：细叶马齿苋，节叶间有水银，采后难燥。其功能散血消肿，利肠解毒。采得阴干作菹，治杨梅疮毒及淋滞等症，如神。尝考此品，即马牙半枝莲也。

鼻烟

香白芷二分　北细辛八分，干　皂角　猪牙各二分。以上焙干，研　薄荷二分，研　冰片三厘　干丝烟君味干丝一钱　福烟六、七分许　上各为末，酌量配合，不拘分量。色如棕者佳。

鸡子雄黄

雄黄一斤　研细。取新生鸡子黄、白和之，置铜铫中，以盖覆之，封固，勿令出气。微火盖上，容得手，不用太热。三日夜，勿令火绝。寒乃起之，掠去上渣，清者在下当涌，涌如水银。寒则坚，得人气复软。炼一片，得十两，盛以竹筒，勿使见风。服丸如麻子大，使人肌肤润泽，冬则能温，夏则能凉，辟除寒气。

庚生按：雄黄性烈，经火更甚。《一口录》云：钱某于端午饮雄黄酒致毙，无法解救。可知金石诸品，不可口服。

水银霜

水银十两　硫黄十两　各以一铛熬之，银熟黄消，急倾为一铛；少缓，即不相入。仍急搅之。良久，硫成灰，银不见，乃下伏龙肝末十两　盐末一两　搅之。别以盐末铺铛底一分，入药在内；又以盐末盖面一分，以瓦盆覆之。盐土和泥涂缝，炭火煅一伏时，先文后武，开盆拭下。凡一转后，旧土为四分。以一分和霜，入盐末二两，如前法飞之；又以土一分，盐末二两和，飞如前。凡四转，土尽，更用新土。如此七转，乃成霜用之。按：水银霜即粉霜，本以汞粉转升而成，故名。此方崔氏法，后人罕知者。

庚生按：粉霜，古方常用之者，效与轻粉相等，用之宜慎。

大玉容丹　去雀斑、痱、瘰如神，傅面如玉。

白僵蚕三钱　白丁香一钱五分　白附子三钱　白芷三钱　山柰三钱　滑石五钱　硼砂三钱　白荷花瓣三钱　密陀僧三钱　白茉莉子研粉，三钱　绿豆粉二两　白冬瓜子三钱，晒，研　白蜜一两五钱　为丸。

庚生按：白茉莉非广茉莉，乃草本，开红白花，俗名夜姣姣。其子有粉极细，可代铅粉傅面。

石菖蒲酒　治三十六种疯不能治者[1]，悉效。

石菖蒲三斤　薄切，日内晒干，以绢囊盛之。好酒一坛，悬囊在内，封闭一百日。取视之，如绿菜色。以一升熟黍米纳中，十四日开出，饮酒。

代茶汤　夏月服之代茶，健脾止渴。

白术一钱五分　麦冬去心，一钱　煎作汤服。

① 不能治者：原无，据周本补。

少阳丹

苍术乃天之精也，用米泔水浸半日，刮去黑粗皮，晒干捣碎，罗为细末一片。地骨皮乃地之精也，新掘者以温水洗净，用捶打扁，去心，止取嫩皮，晒干捣碎，罗为细末一片。桑椹乃人之精也，用黑熟者二十斤入瓷盆内，以半搓揉揣烂，入绢袋内压汁，去渣。将前二味投入椹汁内，调为稀糊，倾入瓷罐内，封口，置净棚上，昼采日精，夜采月精，专待日月自然火，煎干为度。捣罗为细末，炼蜜丸赤小豆大。每服十丸，无灰酒下，日进一、二服。三年发白返黑，面如童子。盖此药总合，恐阴雨损坏，必须旋合旋晒，一、二日就干。采日月精华四十九日，从新为末，如法丸用。纵使总合，亦须用十数大盘分开晒，一、二日就干，免致雨坏。

庚生按：此方妥善，服食所宜。较金石诸品，为功虽缓而无流弊。

固齿延寿膏　齿槁黄黑腐败，风虫作痛，腮颊红肿，大有奇功。久贴坚固牙齿，驱逐垢腻，益肾气，长养精液，壮骨强髓，添精倍力。

珍珠五钱，绢袋盛之。豆腐一方，中作一小孔。将珠入孔内，以原豆腐盖之，放锅内，用绵悬锅上，不可落底。桑柴火煮，一炷香为度，听用　雄鼠骨五钱。腊月内雄鼠一只，以面作饼，将鼠皮肉包裹在内，外用盐泥复包，阴干，火烧红为度。冷定，打破取骨，收之听用　大小皂角五分　细辛三分，水洗，晒干　青盐三钱五分　香白芷五分　秋石三钱，破故纸炒香，净五分，忌铁器　龙骨面裹，外以盐泥复包，阴干，放入火烧红。冷定，取骨用。五钱　鹿角霜制，五钱　沉香　广木香各二钱半　南川芎　乳香　没药　白芷　归身各一钱　怀庆熟地煮，二钱　阳起石　象牙末　白蜡各五钱　上各研细末，俱作二分，用蜜煎。罐一个，先将白蜡化开，次后下一分药面，桑柴文火熔开蜡，将药搅匀。外用呈文纸二张，将前药一分散在纸上，用手擦磨药面在纸上下周围。后将罐内药化开搅匀，倾在纸上，用熨斗文火熨化，上下周围俱用药汁走到，切条。临卧，贴在牙上一夜。明日清晨将药条取出，其条就黑，牙齿坚固。

庚生按：鼠骨乃治齿妙品。惟不可犯铁器，犯则不验。

又[①]：

黄柏五钱　生栀子仁三钱　煎汁，煮龙骨至干，为末。再用铅粉五钱　麝香三分煎龙骨，研红。加黄蜡一两，隔水烊化，拌匀。用呈文纸将各药熨摊于纸，帖之亦不能作黑。然不能有益牙齿，只能略治一时牙痛。

庚生按：呈文纸，即今皮纸也。此方之制本如此。今京都玉带膏，即仿此意，用龙骨五钱，以黄芩五钱略治之。

齿药　此方出西域莲花峰。神传仙方，向有碑刻，今已断碎无存。

---

① 又：下方原本无，据周本补。

歌曰：猪牙皂角及生姜，西国升麻熟地黄。木津[①]旱莲槐角子，细辛荷叶剪荷花、叶、心、子用要相当。上以青盐等分同烧煅，研细将来使最良。揩齿固牙须发黑，谁知世上有仙方。

庚生按：木笔即辛夷，治风火牙疼。

屠苏酒

赤木桂心七钱五分　防风一两　菝葜五钱　蜀椒　桔梗　大黄各五钱五分　乌头二钱五分　赤小豆十四枚　上以三角绛囊盛之，除夜悬井底，元旦取出，置酒中煎数沸。举家东向，从少至长，次第饮之，药渣投井中。岁饮此水，一世无病。

庚生按："木"疑作"术"[②]。赤术者，苍术也。

又方：

大黄一钱六分　桔梗去芦　川椒去核，各一钱五分　白术　桂心各一钱八分　乌头去皮尖，一钱　吴茱萸一钱二分　防风去芦，一两　上为咀片，绛囊盛，悬井中或水缸中。除夕制，元旦寅时取出。以无灰酒煎四、五沸，取饮，自幼至长。

造矾华矾精法[③]

新桑合槃一具，于密室中扫净。以火烧地令热，洒水于上，或洒苦酒于上。乃布白矾于地，上以槃覆之，四面以灰拥定。一日夜，其石精皆飞于上槃，扫取收。上未尽者，如前法，数遍乃止。为矾精，若欲作水，即

---

① 津：周本作"榉"，庚生作"笔"。当以"笔"为正。

② 木疑作术：此方出《本草纲目》转引之《小品方》。"赤木"无误。

③ 造矾华矾精法：前半部与"药品门·矾石"重复。

以扫下矾精一斤，纳三年苦酒一斗中渍之，号曰矾华，百日弥佳。若急欲用，七日亦可。

制品 食品门

茶松

白糖一斤　南薄荷末一两　北细辛三钱　芽茶末二两

拌得匀任用，或加麝香少许。

醉茯苓

华山挺子茯苓，削如枣大方块，安新瓮内，好酒浸之，纸封一重，百日乃开。其色当如饧糖，可食，一块一日。至百日肥体润泽，一年可夜视物。久之，肠化为筋，延年耐老，面若童颜。

茯苓酥

白茯苓三十斤，去皮薄切，曝干，蒸之。以汤淋去苦味，淋之不止，其汁当甜①，乃曝干，筛末。用酒三石，蜜三升相和置瓮，搅之百匝，密封勿泄气。冬五十日，夏二十五日，酥自浮出酒上。掠取，其味极甘美，作掌大块，空室中阴干，色赤如枣。饥时食一枚，酒送之，终日不食，名神仙度世云。

络索米　治脾胃虚弱，不思饮食，食下不化，病似反胃膈噎。

清明日取柳枝一大把熬汤，煮小米作饭，面洒成珠

---

① 淋之……当甜：原本脱“止”，据《本草纲目》茯苓条补。“甜”作“刮”，据周本改。

子，晒干，袋悬风处。每用滚水，随意下米，米沉住火。少时米浮，取看无硬心则熟，可顿食之。久则面散不粘矣。

香橙汤 宽中快气，消酒。

橙皮二斤，切片 生姜五两 切，焙烂，入炙甘草末一两，檀香末半两，和匀作小饼，沸汤入盐送下。

逡巡酒 补虚益气，去一切风痹湿气。久服益寿耐老，好颜色。

三月三日收桃花三两三钱，五月五日收马兰花五两五钱，六月六日收脂麻花六两六钱，九月九日收黄甘菊花九两九钱，阴干。十二月八日取腊水三斗，待春分取桃仁四十九枚好者，去皮尖，白面十斤正，同前花和，作曲，纸包四十九日。用时，白水一瓶，曲一块封。良久，成矣。如淡，再造一丸。

仙人粮 治虚劳绝伤，年老衰损，偏枯不遂，风湿不仁，冷痹，恶疮，痈疽等症。

臞仙神隐云：用干天冬十斤，杏仁一斤，捣末蜜渍。每服方寸匕，补中益气。

栝蒌粉 治消渴饮水。

大栝蒌根去皮寸切，水浸五日，逐日易水，取出捣研，滤过澄粉，晒干。每服方寸匕，水化下，日三服。亦可入粥及乳酪中，食之。

庚生按：亦治肠痈及疮毒等症。

琼玉膏 常服开心益智，发白返黑，齿落更生，辟谷延年。兼治痈疽、痨瘵、咳嗽吐血等症。

生地黄十六斤，取汁 人参末一斤半 白茯苓末三斤

白沙蜜十斤　滤净拌匀，入瓶内，箬封，安砂锅中，桑柴火煮三日夜。再换蜡纸重封，浸井底一夜，取起再煮一伏时。每以白汤或酒，点服一匙。

糟川芎

大川芎一个，入旧糟内，藏一月，取焙。入细辛，同研末，擦牙。

止疟果

大荸荠，将好烧酒自春浸至秋间。如疟至，不贪饮食，食则胀满不下者，每日服荸荠两个，三日愈。

三仙酒　治肾虚精冷之症。

烧酒一坛十斤，入龙眼肉一斤，桂花四两，白糖八两，将泥封固，愈久愈佳。

庚生按：桂花极能发肝气及疟疾，用者须酌。

金枣仙方　治水蛊肿胀。

红牙大戟一斤　红枣三斤　水煮一日夜，去戟用枣，晒干食之，立消。

药梅　治痢疾。

木香　木通　黄芩　紫苏　砂仁　薄荷各一斤　青梅十斤　火酒十斤　端午日入瓶内，封固一月可用，只吃两个即愈。

养元散

粳米一升，水浸一宿，沥干燥，慢火炒令极熟，磨细罗如飞面。将莲肉去心三两，怀山药二两，芡实三两，碾米入粉内。每日清晨用一盏，再入白糖二匙，或黄沙糖亦可，用滚水调食。其味甚佳，久服不厌。

庚生按：此方健脾开胃，止久痢。老年服之，尤宜。

龙液膏

坚白茯苓去粗皮，焙干为末。择取上好溪流水，浸去筋膜、渣滓，净后焙干，置瓷瓮中。和以真蜂蜜，顿调釜中。水煮一日，火用桑柴火，及药罐之半，不可没肩。制成，空心白滚汤服，烦郁燥渴，一切下部诸疾可除。

川芎茶 治大人小儿感冒风寒，头疼鼻塞，遍身拘急，恶寒发热等症。

鲜川芎梗叶切碎，如无，干者亦可 生姜切丝 陈皮切丝 鲜紫苏梗叶切碎。各等分 细茶与药相对 五月五日午时拌匀，用盒盖过宿，使气透。次日取出焙干，瓷瓶收贮。用时以汤泡之一钟，乘热熏鼻，吸其气，复乘热饮之，汗出即愈。

五香鸭 治胃口寒痛，手按之而稍止者是。

人参一两 白术各一两 肉桂一钱 肥鸭一只 将药入鸭腹中，煮之极烂；外以五味和之，葱、椒俱不忌；更以腐皮同煮。恣其饱餐食尽；如不能尽，亦听之，不必再食米饭也。一餐而痛如失矣。

莲花肚 治脾寒而痛，痛在心之下左右也。

肚子一个 莲肉一两 红枣一两 肉桂一钱 小茴香三钱 白糯米一合 未入药之前，照常将猪肚子洗去秽气，入药煮烂，一气顿食，蘸甜酱、酱油，食之。如未饱，再用饭压之，而痛如失。肚子入药之后，必须用麻线将口外扎紧，清水煮之。

庚生按：此方极平妥而有奇功。凡病后疲乏瘦弱，服二、三次，极效。

香鳗 治痨虫。

肥鳗二斤 白薇一两 小茴香三钱 甘草一钱 薏仁五钱 榧子十个，去壳 同入砂锅内，用水煮烂，加五味和之。乘肥饱食一顿，以食尽为度。半日不可用茶。凡有痨虫，尽皆死矣。

庚生按：鳗鱼治三阴不足，火旺水亏。本有鳗鱼丸一方，极灵极验。先服此，后服丸，更妙。

鳗鱼丸 治吐火咯血，血产火旺，咳嗽劳瘵，三阴不足，胃火口燥，骨蒸等病，如神。

鳗鱼三斤，勿见水，以竹刀破开。锅内入百部一斤，水十碗，甑上用薄荷、丹皮铺满，将夏布一方盖在药面上，然后置鱼在布上，蒸一炷香。捣烂，和薄荷、丹皮做成饼，晒干。另用干地黄四两，女贞子一两半，盐水龟板二两，旱莲草一两半，天、麦冬一两，煅牡蛎二两，川贝一两半，茯神二两，人中白一两，各为末。淡菜一两，放胖红旗参八两。将二物以川斛四两煎汁煮烂，捣匀。再入地黄等药末，每药一料，配鳗饼粉八两，共捣为丸。每服四钱，开水吞服。

药肺 治患疾病久不愈者。

猪肺一个 萝卜子五钱，研碎 白芥子一两，研碎 五味调和，饭锅蒸熟饭食，顿食之，一个即愈。

长寿粉 治痨瘵症。

芡实八两 薏仁八两 山药三斤 糯米一斤 人参三两 茯苓三两 莲子半斤 白糖 各为末，每日调服一两。如不欲调服，以水打成丸如元宵服，上、下午服最妙。

九仙王道糕 养神扶元，健脾胃，进饮食，补虚损，生肌肉，除湿热。

莲肉四两 麦芽炒 白扁豆炒 芡仁各二钱 山药炒 白茯苓 薏仁各四两 柿霜一两 白糖二十两 上为末，入粳米粉五升蒸糕，晒干。任意食，米饮下。

三仙糕 治内伤脾胃虚弱，饮食不进。主补养元气。

人参 山药 白茯苓 莲肉 芡仁各五两，另一钱为末 白蜜 沙糖屑各一斤 糯米粉三升 粳米粉三升 上为末，拌匀，蒸糕，晒干，再为末。每取一大匙，白汤调下，日三、四次。

桂浆渴水 夏月饮之，解烦渴，益气消痰。

桂末十九两 白蜜一升 上以水三斗，煎取一斗，入新瓷瓶中。乃下二物，打二、三百转。先以油纸一重，加二重封之。每日去纸一重。七日开之，气味香美，格韵极高。今人多作之。

八仙茶 延寿固肾种子。

歌曰：仙家别有一种茶，尽是青龙白虎芽。北海婴儿能种造，南山玉女采精华。

制杜仲，四两，麸皮炒断丝 菟丝子二两，酒浸制如常，五钱 木鳖子去油皮，十个 甘草二两，去皮，蜜炙 广木香一两，不见火 小茴香五钱 母丁香大者，十个 附子一个，用荞麦面一撮包煨，良久去面 沉香八钱 诃子四两，去壳 荔枝子去皮，十四个 锁阳三钱，炙 青盐八

钱　熟地二两三钱，酒浸一夜，去皮　六安茶二斤　上药与茶各为细末，用甘草膏以火日修合。将蒸笼一扇，铺绢一层，将药平摊于绢上，又放绢一层。将茶一层，再放蒸笼一扇，铺绢一层，照前摊药，并尽盖之，周围用纸封固。慢火蒸一枝香，取起，乘热为丸如芡子大。入瓷罐收贮，以黄蜡封口，埋地下一尺七寸。取起每服一丸，噙化。无子者，用之更妙。即如血衰发白，每日衔化一丸，满百日白发返黑矣。久服能除百病，善化痰。切忌败血、诸物脑，三白酒莫服。

制品 用品门

萤火丹

萤火　鬼箭羽　蒺藜各一两　雄黄　雌黄各二两　羖羊角煅，一两半　上俱为末，以鸡子黄、丹雄鸡冠一具，和捣千下，丸如杏仁。作三角绛囊，盛五丸，带于左臂上，从军系腰中，居家挂户上，甚辟盗贼。

庚生按：上药共八两余，非一鸡冠可和丸；或用鸡子黄二、三枚，及丹雄鸡冠一具为丸耳。

五色蟾墨

雄黄　银朱　胆矾　粉　藤黄　铜绿　硼砂各一两　麝香一钱　上共为末，蟾酥为条如笔管大，阴干。磨涂患处，立消。

乌须铅梳

铅十两　锡三两　婆罗子三个　针砂　熟地各半两　茜根　胡桃皮各一两　没石子　黎勒皮　硫黄　石榴皮

磁石　皂矾　乌麻油各二钱半，为末　上先将铅、锡入末一半，柳木搅匀，倾入梳模子，印成修齿，余末同水煮，梳三日三夜，水耗加之。取出，故帛重包五日。每以热皮衬手，搓一百下，先须以皂荚水洗净。

紫霞杯

硫黄袋盛，悬罐内。以紫背浮萍同水煮数十沸，取出候干，研末，十两。珍珠　乳香　琥珀　雄黄　硇砂　阳起石　赤石脂　片脑　紫粉　白芷　甘松　三柰　木香　血竭　没药　韶脑　安息香各二钱　麝香七分　金箔二十片为末，入铜杓中，慢火溶化。以好样酒杯一个，周围以粉纸包裹，倾硫黄入内，旋转令匀，投冷水中，取出。每旦盛酒，饮二、三杯，百病皆消。

香肥皂

肥皂一斤　红甘松末　三柰末　北细辛末各二钱　潮脑一钱　红枣二两　上先将肥皂去子豆，研烂如泥，加药末，捣成为丸。

灌顶油　治脑中热毒，除目中翳障，镇心明目。此大食国胡商方。

生油二斤　故铁铧五两　硝石五钱　寒水石一两　马牙硝五钱　曾青一两　上绵裹，入油中浸七日。每一钱顶上摩之，及滴少许入鼻，为妙。

庚生按：此方的是泰西所传。所用各药，今皆通行。惟生油未见经用，西国尝用花生油、橄榄油、蓖麻油，此或花生油也。

乌头麝香油

香油二斤　柏油二两。另放　诃子皮一两五钱　没石

子六个　五倍子　石榴皮　旱莲台各三钱　真胆矾一钱　猪胆二个，另放　川百药煎三两　上共为末。先将香油熬数沸，然后将药末入油锅内同熬，少时倾出油，入罐内盛，微温入柏油，搅入猪胆，又搅，令极冷。入零陵香　藿香叶　白芷　甘松各三钱　麝香一钱　再搅匀，用厚纸封罐口，每日早、午时、晚各搅一次，仍封之。如此十日后，先晚洗头发净，次早搽之。不待数日，黑甘光泽香滑，永不染尘垢。不须再洗，用之后自见也。黄发亦黑。旱莲台，随处有。科生一、二尺高，小如菊，折断有黑汁，名胡孙头。

八白散　金国宫女洗面方。

白丁香　白僵蚕　白附子　白牵牛　白茯苓　白蒺藜　白芷　白及　上研八味，研入皂角三定去皮，用大豆少许为末。常用。

香身丸　治遍身炽气、恶气，及口齿气。

丁香一两五钱　藿香叶　零陵香　甘松各三两　香附子　白芷　当归　桂心　槟榔　益智仁各一两　麝香五钱　白豆蔻二两　上为末极细，炼蜜为剂，杵千下如桐子大。每噙化五丸，常觉口香，五日身香，十日衣香，二十日他人皆得闻香也。

七佛虎头圆　辟瘟杀鬼，除一切疫气。

虎头骨　朱砂　雄黄各一两半　鬼臼　皂角　雌黄各一两　上为末，溶蜡和丸如弹子大。以红绢盛，袋盛一丸，系臂上，男左女右。又悬四角。如值近境疫作，晦、朔夜半，各家当烧一丸；晨起，各人吞下小豆大一丸，则不致传染。

女廉丸

五月五日、七月七日，取山林柏木，锯板作枕，长一尺三寸，高四寸。以柏心赤者为之盖，厚四、五分，工制精密，勿令走气，又可启闭。盖上钻米孔三行，每行四十九孔，凡一百四十七孔。内实药二十四品，按二十四气，用川芎　当归　白芷　辛夷　白术　藁本　木兰　蜀椒　官桂　杜蘅　柏实　秦椒　干姜　防风　人参　桔梗　白薇　荆实　蘼芜　白蘅　飞廉　薏苡　款花　肉苁蓉　外加八味毒者，以应八气风。乌头　附子　藜芦　皂角　莔草　矾　半夏　细辛　上共三十二物，各五钱，为末，和入枕匣，外用布囊缝好。枕百日过，面有光泽；一年，体中风疾，一切皆愈，而且身香；四年，发白变黑，齿落更生，耳目聪明，神方秘验。此方乃女廉传玉清，玉清传广成子，圣圣相传，不可轻忽。常以袱包盖，勿出气。

蚊烟法

粗茶一斤　木鳖八两　雄黄四两　上共为末，醋丸弹子大。每晚用一丸烧之，去者去，不去者亦不啮人。

制品 杂品门

一枝梅

朱砂三钱　银朱一钱五分　五灵脂三钱　麝香三分　蓖麻仁五分　雄黄五钱　巴豆仁五钱　不去油，午日午时用脂油为膏，作小饼大。遇有重症，先将此药贴眉心正中。移时揭去，有红色散漫者，可治；若白色者，不可治矣。

七圣紫金锭 治疔疮、瘴气时毒等症。

上木香 苦花子 仙人薯 晚蚕沙 柏花各一钱 朱砂 雄黄各三钱 上为末，米糊为丸，毛屎梯根磨水化下。

庚生按：柏花极少，入药亦罕。见毛屎梯须放。

紫金锭 治小儿一切危症，各照引磨服。

辰砂 胆星各五钱 蝉壳 甘草各三钱 麝香一钱 蛇含石四两 一方加僵蚕 白附子各四钱 白茯苓 白术各四钱；一方加白蚕三钱 白附子五钱 减去甘草一钱。为细末，饭捣丸，每锭重五分。

鸡子丹 久服长生延年。

取鸡雌雄纯白者，别养得其卵，扣出黄白。取丹砂和入卵，蜡封其口，还令白鸡同子抱之，待鸡出，药成。和以早服如黄豆大二丸，日二、三丸。

雁腹丹 除万病，延年。

丹砂三斤 沿下筛，盛以重练囊，纳雁腹中，缝腹令合。蒸黍下炊以桑薪，三日三夜出，以白蜜丸如黄豆大。每服二丸，日三次。

观音救苦丹

硫黄一钱 硝一分 麝香一分 上共为细末。先将硫熔化，后下硝、麝搅匀，倾铜盆摊极薄片，切作米粒米大。放患处，点火灸之。毒大者，五粒；小者，二、三粒。

庚生按：此方平淡而有奇功。凡阴寒湿症，及寒痰结核、筋骨酸楚之症，均可以此法灸之也。火以艾绒阳燧，向日取之为妙。

十香丸

乳香　没药　花椒　硫黄各一钱　水银三钱，用唾研如泥　麝香三分　蛇床子炒，五钱　大枫子去壳，二两　上共研碎，旧臼油烛或油胡桃作丸。擦疥疮，神效。

神妙痧药

北细辛三两　荆芥六钱　降香末三钱　郁金一钱　上共为末。每用一茶匙放舌，冷茶送下，或津咽下。

痧药

白胡椒一两　牙皂一钱　火硝　檀香末　明矾　丁香　蟾酥各三钱　北细辛二钱　冰片　麝香各五分　金箔量加。

望梅丸　能生津止渴。旅行带之，每含一丸，可代茶。

盐梅四两　麦冬去心　薄荷去梗　柿霜　细茶各一两　苏叶去梗，五钱　上为细末，白霜糖四两，共捣为丸如鸡豆大。加参一两，更妙。

软脚散　歌曰：软脚散中芎芷防，细辛四味研如霜。轻撒鞋中行远道，足无箴泡汗皆香。

防风　白芷各五钱　川芎　细辛各二钱半　行远者撒少许于鞋内，步履轻便，不生箴泡，足汗皆香。

火龙丹即痧药

牛黄一钱　麝香二钱　冰片一钱　朱砂二两，研飞　荜拨一钱　真金箔五张　雄黄三两，研　火硝一两　硼砂五钱　牙皂一钱　上各研细，端午午时合。如遇痧胀腹痛，将此药嗅鼻；并放舌尖上，咽下亦可。

蟾酥丸

雄黄三钱　麝香三分　木香一钱　俱不可见火。加苍术三钱，蟾酥为丸如小米大，朱砂为衣；如难丸，少加米饮。每用二、三丸，放舌尖上化下。加入西牛黄、金箔，端午午时合，尤妙。

又方：

沉香剉细　母丁香　朱砂水飞　雄黄各五钱　麝香三钱　广木香一两　苍术茅山者，米泔浸，去毛，净末二两　蟾酥三钱　上药俱忌见火，为细末，将火酒化蟾酥为丸；不就，加米饮。丸如米大，每服二、三丸，放舌尖上化下。

白梅丸　生津止渴。

白糖三斤　白盐梅一斤，去核　薄荷叶一两　檀香六钱　上为细末，滴水丸芡实大。每服一丸，不拘时噙化。

梅苏丸　生津止渴。

白糖二斤　乌梅肉二斤　紫苏叶二两　炒盐一钱五分　上为细末，滴水丸如芡子大。每服一丸，不拘时噙化。

龙脑鸡酥丸　消渴，凉上膈，除邪热，止咳嗽、吐血、鼻血、胃热、口舌痛；肺虚气损失声，并治之。

银柴胡　阿胶炒成珠　蒲黄炒　人参　木通各二两　生地黄六两　麦冬四两　炙甘草一两半　黄芪一两　薄荷叶一斤　上为末，蜜丸芡子大。每服一丸，食后噙化。

参杏膏　止咳嗽，化痰。

人参　款冬花　诃子　贝母　五味子　桑白皮　紫菀　杏仁　阿胶　茯苓甘草各五钱　上为末，炼蜜为丸如芡实大。每服一丸，不拘时含化。

上清丸 利咽膈，清上焦热、口生疮。

薄荷 防风 桔梗各二两 川芎 砂仁 甘草各一两 片脑一钱 上为末，蜜丸如芡子大。每服一丸，噙化。

玉泉丸

盐霜梅肉一两 干葛 桔梗 薄荷各二两 诃子 乌叠泥 元参各五钱 天花粉三钱 上为细末，蜜丸黄豆大。每服一丸，不拘时噙化。

庚生按：乌叠泥即乌爹泥，又名孩儿茶。本出暹罗，今云南亦有之。乃茶末入竹筒中，埋泥沟内，日久取出，捣熬而成也。

太仓丸 治脾胃饥饱不时生病，及诸般积聚，百物所伤。

陈仓米四两 巴豆二十一粒 去皮，同炒至米香，至豆黑。勿令仓米焦，去豆。入橘皮去白四两 上为末，糊丸梧子大。每服用姜汤服五丸，日二服。

串雅外编卷四

钱塘赵学敏恕轩纂辑

医外 医禽门

鹤胫折断

鹤胫至脆易折。若犯此者，宜用。青竹，比胫略大，长三、四寸，手劈两半片。地上掘白头蚯蚓数条，去泥土，铺青竹管中，用线扎定；仍用数条啖之。候饭顷，即如旧。此万金不易之方也。

鹤病

饲以蛇、鼠，及大麦煮喂之。

南禽发风

如鹦哥、八哥、白鹇、锦鸡、孔雀之属，发风不食，尾尖上有小肉珠，圆如豆大。以针挑破，即愈。

金雀

凡新捕到金雀，必欲以水洗其足，令十分干净。却以舌于其顶上，顺舔之数十条，然后置笼中。如此永不死，否则必至于死。此妙法也。

鸽病

古墙中螺蛳槁壳，并续随子、银杏，捣为丸。每饲十丸，愈。鸽性嗜豆，绿豆性冷，多食则病。受烟火之气则病，不见阳光则病，不获沐浴则病，不得砂石则病。热病作喘，冷病下稀。热疗以盐，冷疗以甘草。

孔雀病

饲以铁水，即愈。如盛夏患眼病，以鹅翎筒管灌青油少许，清水洗之。眼不开，擘口啖小鱼虾，及切蒻少许，啖之凉冷。勿与咸、醋杂食。

鹦鹉病

鹦鹉性最畏寒，冷则发颤，如瘴而殂。饲以馀甘，可解。

画眉病

画眉，春令正当分对之时，若入笼一年，可矣。即明春，照前分对之时，食不能食，叫不能叫，名发氤。笼内取出，尾上验尖，挤出白浆。过数日，叫口如前，仍然搧打。凡鸟喉哑，用铜末一撮，或古老钱，或诃子，任用一件，入水汁内浸之。饮其水，声响如前。

鹞子病

鹞子有病而不知何病，宜用蜂蜜、奶子油，及鲜熟肉，或小鸡肉尤妙。三样和匀，与食则愈。鹞子或在手腕，或在栖木，屡次气喘忧闷。食少鲜肉后，出粪黑臭，因腹内有臭液，或食恶肉，或食野药之故。用毛齿苋略捣烂，并奶子油、羊羔肉，和为食。

又方：

葡萄汁煎三分，去二，止留一分最甜者，与鸽子饮。间一日，将此鸽给鹞子食之则愈。凡瘦而忧闷，及毛竖起者，此方食之获痊。　凡试鹞子有病与否，先置鹞子于足下，后持肉高悬，引教飞上扑食则无病，否则有病。或以铜末、钱末，拌肉与食，如食，则五脏不佳。又宰羔羊肺，带热与食，食肺而尽，则无病；食之不安难化，第二日有忧闷状，则有病。一出粪不间断，不捆在架上安平，嘴抹内翅，自下而上，其翅如擦油光润，大腿均平，翅内两脉平和，以上皆无病之征。或因外热而口开，舌头喘气；或因内热而眼闭，脚一伸一缩，毛竖起；或因劳倦而口闭，翅下垂，鼻中呼气；一切皆有病之征。若出粪绿色，在架拳曲不起，乃死之征也。

了哥病　春月羽毛上生虫，多蛀死。

吴茱萸煎汤，放令浴之，蛀虫即死。

黄头病　有拔肚毛者。

蛇壳焙燥，研细，拌粉内，食之即愈。

鸡一切病

真麻油灌之。

鸡瘦

土硫黄研细，拌食则肥。

鸡瘟

磨铁浆染米与食则愈。

鸡水眼

白矾傅之。

鸡哮

芒硝一小块如指大，灌之即愈。

鹌鹑病

白膜闭眼者，名水眼，不治则瞎，须常常看视。若有此病，饲以蚯蚓便愈。后又饲以蜘蛛、苍蝇、土蜂等物，败其余毒，而斗亦多狠。

鸡瘟

巴豆一粒捣碎，香油调灌，入口即愈。

又方：

绿豆粉水和成条，喂数次愈。

医外 医兽门

马　证

热虫嗓，黑汗，鼻有脓，啌喘，水草不进用。

黄瓜　蒌根　贝母　小青　桔梗　吴蓝靛花　桃仁　大黄　白鲜皮　黄芩　郁金各二两　马牙硝　黄柏各四两上研末，验患相当及常要啖重者，药三两，地黄半斤，豆豉二合，蔓菁油四合，合齐前药，啖之。至晚饲，大效。虫嗓重者，用葶苈子合令紫色，捣如泥，桑白皮一大握，大枣二十枚去核，以水二升，煮取一升，去滓，入葶苈末调匀，适寒温而灌之。隔日再灌，重者不过三次。若虫嗓，马鼻沫出，梁肿出起者，不治。

虫嗓十年者，酱清如胆汁者，半合分两服，灌鼻内。每灌一、两日，将息，不得连灌，即损马也。

急黄黑汗，右割取上。断讫，取旧靴头皮，水浸汁灌之。如不效，用大黄、当归各一两，盐半盏，以水三盏，煎取半盏，分两服灌之。如再不效，用针破马尾尖，出血即效。

起卧胞转及肠结　细辛　防风　芍药各一两　盐一

盏，水五盏，取半盏，分二服，灌后。灌前用芒硝　郁金　寒水石　大青各一两，水五盏，煎半，以酒、油各半盏搅匀，分二服，灌口中，妙。

胞转欲死　小儿尿，和水灌之，立瘥。捣蒜内小便孔中深五寸，亦可。

颊骨胀　羊蹄根四十九个烧灰，熨骨上，冷，换之。如无羊蹄根，用杨枝如指粗大者炙，熨之亦可。

后跨冷跛　葱　姜各五两　水五盏，煮取半盏，和酒灌之。

治马蛆蹄　槽下立处掘一尺方，埋鸡子许大石子。令常立石子上，一、二日即瘥。

骑马走上坂　用木于腹来去刮擦，以手纳后孔，令探粪出，即愈。探法：剪去手指甲，以油涂手，恐伤破马肠。

庚生按：此目必有误，“复”必“腹”字之讹。

治疥　黄豆炒焦，用生麻油捣烂傅之，先以酣泔水洗净。

又方：先以皂荚水，或米泔净洗。次用樗根末和麻油涂，令中间少空放虫。不得多涂，恐疮大。

又方：巴豆、腻粉研细末，麻油涂。定日洗涂，数次妙。

目晕　用霜后干榖树叶为末，一日两度，以芦管吹眼中。

治啌喘毛焦　大麻子油拣净一升，饲之大效。

诸疮　昆沙、夜合花叶、黄丹、干姜、槟榔、五倍子，上为末。先用盐浆水洗疮后，用麻油加轻粉调敷。

疥癞　杜蘅生捣搽，或为末敷之，亦可。

又方：生胡麻叶捣汁，灌之。

又方：藜藿末水调涂，妙。

鼻内癞病 荞麦磨粉灌，仍用麦秆饲之。

伤水 先烧人乱发熏两鼻后，用川乌、白芷、胡椒、猪牙皂角各等分，麝香少许上为末，用竹筒盛叶，一字吹入鼻。须臾打嚏，清水流出，即效。加瓜蒂，兼治一切中结病症。

马瘦 狗肉汁灌之。

诸病 白凤仙花连根叶熬膏。遇马有病，抹眼四角上，汗出即愈。

马后抽破 马尾后抽为抽辔。方破者，以蛇蜕烧灰，香油调敷，或干掺，一、二时即愈。

发汗散 治骡马久咳不止。

川芎 陈皮 青皮 紫苏 百合 当归 附子 小茴香各等分 姜七片 葱七茎 莲须 生酒一斤半 煎熟，候温灌下。拴暖房，用荐盖之。取汗后，补药再服三、五剂。 麻黄 桂枝 甘草 枳实 连翘 麦冬 杏仁 天冬 蒲黄 桔梗 花粉 当归 青皮 陈皮 郁金 香附 生地 熟地 防风 荆芥 萝卜子 茴香 川芎 黄芪 桑皮 白芷 上以水、酒各一钟煎热，擂碎，加麻油一钟，蜜二两，鸡蛋两个，同煎灌之。连日服。

治骡马驴寒胃

兜铃 紫菀 芒硝 大黄 甘草 青皮 桑皮 连翘 栀子 苦参 天冬 麦冬 防风 荆芥 知母各一两 上分三剂，擂碎同灌。

牛　症

肩烂　旧绵絮三两，烧存性，用麻油调敷。

漏蹄　紫矿为末，猪油和，纳蹄中，烧铁箅烙之。

一切疥癞　杜蘅研为细末，敷之；或生捣涂，亦可。

又方：藜芦末，水调涂之。

伤热　胡麻叶捣汁，涂之立瘥。

瘴疫　石菖蒲　淡竹叶　葛粉　郁金　绿豆　苍术各等分，为末。每用一两，芭蕉自然汁一升，入蜜一两，黄蜡二钱，调和灌之。未解，再灌。热，加大黄。鼻头无汗，加麻黄。鼻口出血，加蒲黄。

又方：夏茶二两为末，和水五升灌之。

尿血　当归、红花为末，酒煎一合，灌之。

腹胀　燕子屎一合，水调一合，灌之。

噎　皂荚末吹鼻中，以鞋底拍尾停骨下。

身上生虫　当归捣烂，醋浸一宿，涂之。

牛瘦　厚朴　陈皮　苍术　乌药　贯仲　甘草　黄芩　川芎　当归　白术　茯苓　赤芍　熟地　枳壳　紫苏各一两　上分为剂，研末，水二碗，酒一碗，姜十片，一日灌一剂，十日定壮。

牛马猪瘟

朱砂　麝香　潮脑　上各等分为末。猪吹左鼻，牛马吹右鼻。

牛狗羸瘦

泥鳅一、二枚，从口鼻送入，则立肥。

牛不吃草

青木香四两　金银花藤一斤　煎汤，灌下即好。

牛马猪瘟

大黄　朴硝各五钱　上共泡汤一碗灌之，泻空，饿半日，用冷水一大盆，食之即好。

庚生按：牛瘟，用枇杷叶三十片去毛，韭菜、青木香、银花根各一两，煎汤灌之，立效。忌生水。

羊　证

夹蹄　羖羊脂熟去渣，取铁箅子火烧令热，将脂匀箅上，烙之。勿令入水。次日即愈。

生癞　藜芦根不拘多少，捶碎，以米泔浸之，瓶盛，塞口，置热灶边，数候味酸。先以瓦片刮患处令赤，用汤洗之，去疮甲，拭干。以药涂之，两次即愈。若癞多，逐渐涂之两次。

又方：锅底墨及盐桐油各二两，调匀涂之。

猪　证

猪瘟　牙皂　细辛　川乌　草乌　雄黄　狗天灵盖上各等分，烧灰为末，吹入鼻中。用五分即可，牛马亦可治。加麝香五厘，更妙。

中水　先以水洗眼鼻中脓污令净，次用盐一大汤碗，擂就，将沸汤研化，候冷，澄取清汁。注少许于两鼻内，五日即愈。

诸病　割去尾尖，出血即愈。

瘴疫　萝卜或叶食之，不食则难救。

一方：牙皂二钱，火煅　细辛三钱　牙硝九钱　上共为末，竹管吹三分入鼻内。

庚生按：猪瘟，以朴硝、青矾、雄黄各五分，冰片、麝香各一分，共研，以竹管吹入鼻中。兼治猫犬病。

猫　　证

煨火疲瘁　硫黄少许，纳猪肠中炮熟，煨之；或鱼肠中，饲之。

误为人踏死　苏木浓煎汤，灌之。

猫瘦畏寒　用龟肉喂之，又煎乌药灌之。

猫犬病　磨乌药，灌之愈。

犬子病　灌平胃散，立愈。

死胎不下　芒硝石末二钱，童便温服，无不效。丰城曾尉有猫，孕五子，一子已生，四子死腹中。用此灌之，即下。

狗　　证

狗癞　身上发癞、虫蝇，百部汁涂，即除去。

狗蝇　滤麻油泽[1]手，擦其蝇即去。

卒死　葵根塞鼻，可治。

一切病　水调平胃散，灌之。

一方：用巴豆去壳，和平胃散灌之。

恶犬令驯　天鴈肉一块即雁也与食之，终身不吠噬，盖以气相制也。

---

① 泽：原作“择”，据周本补。

猿　病

大蜘蛛研烂，冷水调灌，百病愈。贯仲磨水灌之，并壁上蟢子与食，百病皆愈。小猿宜喂人参、黄芪，大猿以萝卜喂之。猿性不耐着地，着地辄呜以死。煎附子汁，饮之即愈。

鹿　病

盐拌豆料喂之；常以豌豆喂，亦佳。

象生疮　满身如马生齿疮之状。

石蟹捣碎，敷之。

驼　病

草胀豆胀　鬼臼　穿山甲　滑石　木通各二两　上为末，小油半斤，温水三升，饥灌之。

热水生疮　山栀　黄连　知母　远志　贝母　甘草各三两　上为末，油半斤，水五升，饱灌之。

眼晕遮睛　乌鱼骨　马牙硝　铜青　白矾　青盐　上各等分为末，灯心点之。

口疮　菩萨石　桑皮　黄丹　上各等分，以青盐少许上为末，入蜜熬骨。每服一两半，啖之。

二便不通　桑皮　甘草各五两　大黄四两　芍药　滑石　木通各二两　穿山甲一两　上共为末，水五升，油、灰汁各半斤，灌之。

力乏欲死　盐和面纳入口中，饲之，则三日不饥。

漏蹄　人发灰　石灰　黄丹　沥青　上为末，脂油熬膏，贴之。

胎衣不下 小便秘涩。木通一两 朴硝四两 上以灰汁、大油一斤，水三升，饥灌之。

驼泻不止 炒盐四两 生姜二两 白矾 天仙子 赤石脂 赤黍米 上各等分为末，用酢同熬，待饥灌之。

淋沥 牙茶四两 大全子 赤麻子 通草 白丑 黑丑各二两 上为末，以秫汁一合，大油一斤，药四两，饥灌之。

庚生按："大全"二字，疑误。或"大力子"之误，未卜是否，请祈酌之。

医外 医鳞介门

鱼病

池中遭毒，翻白。急疏出毒水，另引新水养之。捣芭蕉根，或粪清浇入，可解。

鱼生虱

瘦而生白点者，名虱。虱如小豆大，形如鳖。凡山中暴雨入池，带恶虫、秽气，亦令鱼生虱。凡取鱼，见鱼瘦，宜细视之。有，则以松毛遍浮池中则除，或以枫树皮投水中则愈。

金鱼生虱

新砖一块入粪中，浸一日取出，令干，投鱼缸内；或用白杨，或枫树皮，投缸中亦愈。

龟病

盐拌料豆，煨之。以燎豆草喂之为佳。

医外 医虫门

蟋蟀病

积食 以水拌红虫饲之。

冷病嚼牙 以带血蚊虫饲之。

热病 以绿豆芽尖叶，或棒槌虫饲之。

斗后粪结 以青粉小青虾饲之。

斗伤 以自然铜浸水，点之。

牙伤 以苓姜点之。

咬伤 以童便调蚯蚓粪，点之。

并翎 用池边水草内青白色蜘蛛，喂之。

中秋不上食者 菱米、栗子，煮熟喂之；柿饼肉亦妙。

牙损 菜园中泥块内红虫，喂之。

深秋老蛩受伤不上食者 雌蟹钳内生肉，以米饭同捻成小粒，喂之。

早秋蛩受热 用厕上蛆虫变成蛹儿，内有小虫，名棒槌虫，喂解；或用稻撮肉虫蒸熟，于烈日中晒干，以麻黄根研细，拌喂。随用水杨柳细须，洗净浸水，饮之能解热毒。

蛩因缺水而色昏者 以水润窝盖，用青绢浸湿放于盆内，使往来攒走，则光彩胜旧。

蛩色娇嫩者 洋沟内红虫喂之，次以盆傍于日影中。照二、三日，自然色胜。

蚕病

白僵 山蛩烧灰，掺之。

蚕遇狐臭 生人，及秽体污厌，则延乱不食，如知之。急焚香枫、箬叶，以解之。

热病 腊月内捣磨干桑叶成面，以瓮收贮。饲之，余剩做牛料，甚美。

救蝇溺死

蝇被水淹死，用指轻轻捞起。取香灰拌好，置桌。久之即活，自能飞去。

医外 医花木门

花迟不发

芝麻油酱、马粪二项，入水和匀浇，累次即开。

毒蛀

花木有蛀孔。小孔，用铁丝通，死其虫。若孔大，用火药灌满，以火烧之，烟入虫自死。以上半月为妙。

落毛虫

凡花果树生扬刺子，食叶叶尽。秋间发，来春必死矣。用指粗甘草二、三寸长，掘开土，见老根，将甘草紧贴老根埋之，数日虫自落。但此法不许人见，见则不验矣。

建兰生虱

兰叶上忽生白点，谓之兰虱。用香油入水喷之，或鱼腥水，或煮蚌汤，洒之则除。

竹生稗

竹开花结实如稗，次年必死。治法：于初花时择一、二，大竿截去，止留下三尺。打通其节，用粪填实，则花自止，亦不败矣。

茉莉花生蚁

以乌头煮汤，冷灌之则绝；川楝叶捣汁浇，亦可。

蔷薇脑生莠

以剪银铺中炉火撒之，虫自死。

菖蒲无力萎黄

鼠粪和水，浇之即盛。

皂角无实

根旁凿一孔，生铁屑三、五斤，泥封之，即结角。

果树生虫

以多年竹灯挂在树上，虫自落。

树生癞

甘草削竹钉，针之自消。不可针葡萄。

解树药钉

凡木，如肉桂作钉，钉之即死。用甘草水灌之，复荣。被乌贼骨钉之则翳，以狗胆解之仍茂。

出樱桃虫

樱桃结实，一经雨打，则虫自内生，人莫之见。须用水良久浸，候虫出，方可食。

桃皮作胀

凡桃树其皮作胀，初生四年后，用刀自树本，竖剥其皮至生枝处，使胶尽出，则皮不胀不死，多有数年之活。

桃自落实

桃生子多，则坠者亦多。于社日舂根下土石，压其枝，则实不更落。若生虫，以煮猪首淡汁冷浇之，自绝。

橘病

橘有四病：畏寒、畏旱、生藓、生蠹是也。冬须以犬粪拥[1]其根，稻草裹其干，则不冻死；遇旱，以米泔水浇，则实不损落。生苔藓，即刮去之。有蛀屑飘出，急用铁线通之，再用杉木钉窒其孔。

桑癞

蒲母草状如竹叶，以此草浸汁浇之。若生桑虫，寻其穴，桐油抹之，虫即灭矣。

萝卜空心

萝卜锄起，切去叶，止留寸许，颠倒插土中，直至过年，永不空心。

花被麝冲

凡花，最忌麝冲；瓜大，尤忌之。须于根旁栽数株薤、蒜，遇麝不损。

又法：

于上风头，以艾和雄黄末焚之，即如旧。

木樨受蛀

芝麻梗带壳，束悬树上。

银杏不结子

雌树凿一孔，入雄树木一块，以泥封，子便生子。

曲树令直

凡树直身曲者，宜以刀竖划其凹处，则逐渐直。

---

① 拥：原作"涌"，

树老

凡树老，以钟乳末和泥，于根上揭去皮，抹之，树复茂。

桃树永年

桃树命最短，俗呼为短命树。俟栽出二、三年后，以刀斫去根上，长出再斫去，则百年长盛。

兰泣

兰者，花中之君子，能知恩义，有善则报，有哀则知。所手植之人死，必以衰麻一片挂于兰上，否则立槁，名曰兰泣。

萝卜诸菜生虫

苦参末拨之，即死。

取　虫[1]

牙齿虫痛

镜面草半握，入麻油二点，盐半捻，挪碎。左疼，塞右耳，右疼，塞左耳。以薄泥饼贴耳门，闭其气，仍侧卧。泥耳一、二时，去泥，取草放水中，看有虫浮出，久者黑，次者褐，新者白。须于午前用之。

取牙虫

韭子一撮，将碗底盛之，覆水中，用火烧烟。外用小竹梗，将下截劈开，以纸如嗽叭样，引烟熏蛀齿。如下牙虫蛀者，煎韭子浓汁，漱之，虫自出。

---

① 取虫：据赵学敏原凡例及许增补识，参周本、少伊抄本，将“取虫”作一级标题。

齿䘌并虫

雀麦一名杜姥，俗名牛星草。用苦瓠叶三十枚洗净，取草剪，长二寸，以瓠叶作五色包之，广五分，以三年酢渍之。至日中，以两包并炮令热，纳口中熨齿外边。冷，易之。取包置水中解视，即有虫长三分，老者黄，少者白，多则二、三十枚，少则一、二十枚。此方甚妙。

牙齿虫䘌

韭菜连根洗捣，同人家地板上泥和敷痛处腮上，以纸盖住。一时取下，有细虫在泥上。可除根。

又方：

韭根十个，川椒二十粒，香油少许，桶上泥同捣。傅痛牙颊上，良久有虫出。数次即愈。

烟熏牙虫

瓦片煅红，安韭子数粒，清油数点，待烟起，以筒吸，引至痛处。良久，以温水漱，吐有小虫出为效。未尽，再熏。

牙虫作痛

鱼腥草　花椒　菜子油　上各等分，捣匀，入泥少许，丸如豆大。随左右塞耳内，两边轮换，不可一齐用，闭耳气。塞一日夜，取看，有细虫为效。

风虫牙痛

杨梅根皮、韭菜根、厨案上油泥，上等分捣匀，贴于两腮上。半时辰，其虫从眼角出也。屡用有效。

虫牙

鲜猪肚里面微洗，用竹刀刮下末，用絺纱裹末。咬紧虫牙上，其上虫即钻入纱内，痛立止。

寸白蛔虫

酢石榴东引根一握洗，剉，用水三升，煎去半碗，五更温服尽。至明，取一大团，永远绝根，食粥补之。榴皮煎粥，食之亦良。

寸白虫痛

先食猪肉一片，以沙糖水调黑铅灰四钱，五更服之，虫尽下。食白粥一日。

下蛔虫

心痛如刺，口吐清水，乃蛔痛也。白艾一升，水三升，煮一升服，吐虫出。或取生艾捣汁，五更食香脯一片，乃饮一升，当下虫出。

取心气痛虫

无问新久，以生地黄一味，随人所食多少，捣绞取汁，搜面作饽饦，或冷淘食。良久，当利出虫，长一尺许，似壁宫。后不复患矣。

腹中虫痛

大麻子仁三升，东行茱萸根八升，渍水。平日服二升，至夜虫下。

又方：

腹中有白虫，以马齿苋水煮一碗，和盐、醋食之，须空腹下。少顷，白虫自出也。

一切虫痛

狼毒杵末，每服一钱。用锡一皂子大，沙糖以水泡开。卧时空腹食，次早虫即下也。

庚生按：狼毒性猛烈，惟陈久蛀朽者方可服饵。然亦不宜多也。

小儿虫疮

旧绢作衣，以柏油涂之，与儿穿着。次日虫皆出油上，取下爁之，有声者是也。别以油衣与穿，以虫尽出为度。

取瘰疬虫

先于疮上灸三壮，然后用药清作疮口。用新活鳝鱼截作一指大，批开，就掩在疮口。少时觉疮内痒，急揭起鱼。觑鱼上有细虫，如马尾一节，虫出如卷。三、五次取尽虫子，后用药敛疮口。

庚生按：此症有虫，人罕知者。此方可用。

取足疮生虫

南方地土卑湿，人多患足疮，久生虫如蛭，乃风毒攻注而然。用牛、或羊、或猪肚，去粪不洗，研如泥。看疮大小，入煅过泥，矾半两研匀，涂帛上，贴须臾，痒入心。徐徐连帛取下，火上炙之，虫出丝发、马尾千万，或青白赤黑。以汤洗之，三日一作。不过数次，虫尽出，疮愈。

庚生按：此方有奇功。足疮即烂腿，往往年久不愈。庚生尝以杀虫药入鸡蛋内，麻油煎成饼贴之，亦痒而出虫以愈。

取疽疮虫

生麻油渣贴，绵裹，当有虫出。

积年骨疽

一捏一汁出者，熬饴饧勃疮上。仍破，生鲤鱼淪之。顷刮，视虫出，更洗敷药，虫尽则愈。

消渴有虫

苦楝根白皮一握，切焙，入麝香少许，水二碗，煎一碗，空心饮之，下虫如蛔而红色，其渴自止，虽困顿不妨。消渴有虫，人所不妨。

瘘疮有虫

八月中多取斑蝥，以苦酒浸半日，晒干。每用五个，铜器炒熟，为末。巴豆一粒，黄犬背上毛二七根，炒研，朱砂同和，苦酒顿服，其虫尽出也。

聤耳有虫

脓血不止，用鲤鱼酢三斤，鲤鱼酢脑一枚，鲤鱼肠一具，洗切。乌麻子炒研一升，同捣入器中，微火炙，暖布裹，贴两耳。食顷，有白虫出尽则愈。慎风寒。

庚生按：耳聤日久有虫者，以野猪脚爪切片，千年石灰杵细，用人粪拌匀，用大蚌壳全个装满，合好，铁丝扎定，黄泥封固。炭火煅至青烟起，置地上出火气，去泥研细，瓶贮。凡耳科各症流水，诸药不效者，傅之立愈。此耳症秘方也。而外症久溃不收，脓水常流者，亦神妙无比。

吐蛊

吮白矾味甘，嚼黑豆不腥，即中蛊也。石榴根皮煎浓汁，服即吐出活蛊，无不愈者。

蠷螋尿疮

清明酿造春酒，饮之至醉。须臾虫出如米也。

取疳眼虫

烂眼疳有虫，用覆盆子叶咀嚼，留汁入筒中。以皂纱蒙眼，滴汁渍下弦，转瞬间，虫从纱出。数日下弦干后，复如法滴上弦，又复得虫数十而愈。或用覆盆子嫩叶捣汁，点目眦三、四次，有虫随眵泪出成块也。无鲜叶，以干者煎浓亦可。

三十六黄

鸡子一枚连壳烧灰研，酢一合和之，温服，鼻中虫出为效。极黄者不过三枚，神效。

五色带下

以面作煎饼七个，安于烧赤黄砖上。以黄瓜蒌傅面上，安布两重。令患者坐之，令药气入腹熏之，当有虫出如蚕子。不过三、五度，瘥。

臁疮蛀烂

鳝鱼数条打死，香油抹腹，蟠疮上系足，顷则痛不可忍。然后取下，看腹有针眼者，虫也。未尽再作后，以作人胫骨灰，油调搽之。

庚生按：人胫骨既不易得，亦觉残忍。不若用陈年火腿骨灰，油调擦之。庚生试用有效。

臁疮生虫

小虾三十尾，去头、足、壳，糯米饭研烂，隔纱贴疮上，别以纱罩之。一夜解下挂看，是小赤虫，即以葱椒汤洗净，用旧笼内白竹叶随大小剪贴，一日二换。待汁出尽，逐日煎苦楝根汤洗之，以好膏贴之。将生肉，勿换膏药。

庚生按：小虾，即吾杭所谓饭虾。此症有虫者多，此方奇妙。

取痔虫

水银、枣膏各二两上同研，纳下部，绵裹纳，明日虫出。

庚生按：水银入下部非宜。不如用苦楝根皮研末，百部研末，锡灰等分，以黄蜜二两和各末，熬至成团，做成锭子，纳下部为妙。并治肛门痒痛。

痔漏有虫

黑、白牵牛各一两，炒，为末。以猪肉四两切碎，炒熟，蘸末食之。食尽，以白米饭三匙压之，取下白虫为效。

庚生按：痔漏有虫者多。或用鳗鱼一条，羊粪二两，茱萸三钱，山甲片一钱，艾绒二两，和捣成饼，阴干。以瓦烧红，饼置瓦上，入坐桶中，熏之亦效。

肠痔出血

桃叶一斛杵，纳小口器中。坐蒸之，有虫自出。

下部虫痒

蒸大枣取膏，以水银和捻，长三寸，以绵裹。夜纳下部中，明日虫皆出也。

下部䘌虫 痛痒脓血，旁生孔窍。

蜣螂七枚五月五日收者。新牛粪半两，羊肉一两，炒黄。同捣成膏，丸莲子大，炙热。绵裹纳肛中，半日即大便中虫出三、四度。

三木节散 治风劳。面色青，肢节沉重，膂间痛或热，或躁或嗔，思食不能食。被虫侵蚀，证状多端。

天灵盖酥炙，研，二两；牛黄、人中白，焙，各五钱；麝香二钱，为末。别以樟木瘤节、槐木瘤节各为末，五两。每以三钱，水一盏，煎半盏，去渣，调前末一钱。五更顿服，取下虫物为妙。

肝劳生虫 眼中赤脉。

吴茱萸根为末，一两半，粳米半合，鸡子白三个，化蜡一两半，和丸小豆大。每米汤下三十丸，当取虫下。

脾劳发热 有虫在脾中为病，令人好呕。

东行茱萸根大者一尺，大椿子八升，橘皮二两，三物合咀，以酒一斗浸一宿，微火薄暖之，绞法去渣。平旦空腹服一升，取虫下，或死，或半烂，或下黄汁。凡作药时，切忌言语。

追劳取虫

啄木禽一只，朱砂四两，精猪肉四两。饿令一昼夜，将二味和服之至尽，以盐泥固济，煅一夜，五更取出，勿打破，连土埋土中二尺。次日取出，破开，入铅口器内研末，以无灰酒入麝香少许，作一服。须谨候安排，待虫出，速钳入油锅内煎之。后服**局方嘉禾散**一剂。

大风癞虫

苦参末二两，猪肚盛之，缝合，今煮熟取出，去药。先饿一日，次早先饮清水一盏，将肚食之；如吐，再食。待一、二时，以肉汤调**无忧散**五、七钱服，取出大小虫一、二万为效。后用不蛀皂角一斤，去皮、子，煮汁，入苦参末，调糊。下何首乌末四两，防风末一两半，当归末一两，白芍药末五钱，人参末三钱，丸梧子大。每服三、五十丸，温酒或茶下，日三服。仍用麻黄、苦参、荆芥，煎洗之。

疠风有虫

眉落声变。用预知子、雄黄各二两，为末。以乳香三两，同水一斗，银锅煎至五升，入二末，熬膏，瓶盛之。每服一匙，温水调服。有虫如尾，随大便而出。

大风疠虫

黄柏末、皂角刺灰各三钱研匀，空心酒服，取下虫物，亦不损人。食白粥三两，日服补气药数剂。如四肢肿，用针刺出水，再服。忌一切鱼肉、发风之物。取下虫大小长短，其色不一，约一、二升，其病自愈。

药 戏

大道丸 治荒。

黑豆一升，去皮 贯仲 甘草各一两 茯苓 吴术 砂仁各五钱 上剉碎，用水同豆熬煎，火须文武，紧慢得中，直至水尽。拣去药，取豆捣如泥如芡子大，瓷器盛之，密封。每嚼一丸，则恣食草木苗叶，可饱且无毒，其味与饭同。

祖师修行方

白茯苓 甘菊花 松柏 香白芷各十两 上共为末，蜜为丸如黄豆大。每服十丸，冷水送下，百日不饥；连服三服，永不饥也。不信，先将一丸与鸡啖，百日不饥。要开药之日，先吃米汤；或菜汤，亦可取下药来。

庚生按：松香、柏香，均须水煮数十次，扯拔数十次，方可服。然古方书辟谷备荒之方，多未可信。

韩湘子脱衣方

五灵脂、半夏及天仙、狼毒、雅儿草乌也等分，全捣烂，细萝三、四两，布袍用水七升煎，轻轻慢火煎熬尽，晒燥，来雪后穿。虽是一重单，如着十斤绵。

韩湘子煮袍鞋法

茯苓 贯仲 天仙子 狼毒 草乌 白矾 五灵脂各一两 上共为细末，用水一桶，同药末下锅，煮袍鞋一双，汁尽，晒干。冬不透风寒，夏凉不漏水。

煮白石法

七月七日取地榆根，不拘多少，阴干，百日烧灰。复取生者，与灰合捣万下。灰三分，生末一分，合之。若石二、三十水，浸过三寸，以药入水搅之，煮至石烂，可食乃已。

行路不吃饭自饱

芝麻一升　红枣一升　糯米一升　上共研为末，蜜丸如弹子大。每服一丸，水下，可一日不饥。

行路不饮水不渴

白沙糖　白茯苓　薄荷　甘草各四两　上共为末，炼蜜丸如枣子大。每服十丸，噙化，可千里之程不渴。

千里酒

天仙子　川乌　贯仲各一两　甘菊花三钱　陈皮五钱　甘草一钱　上为末，糯米一升，烧酒五碗，煮作粥糜。冷定，入前药和匀，瓶内封固。三七日取出，用面一斤，炒黄为末，炼蜜为丸如樱桃大，抹酥油、金箔为衣。用时投一丸于滚汤中，即化为酒。

千里醋

乌梅一斤，去核　酽醋五斤　浸一伏时，晒干，再浸再晒，以醋收尽为度。捣为末，醋浸蒸饼，和之为丸如芡子大。饮时，投一、二丸于滚汤中，即好醋矣。

千里鞋　治远行脚肿。

草乌　细辛　防风　上各等分为末，掺鞋底内。如草鞋，以水微湿，掺之。用之可行千里，妙。

浆衣不透雨

草乌　白及　白茯苓　狼毒　天仙子　白矾各一两

上共为末，和入浆内，衣不透雨。

暑天换袄

苍术　白芷各四两上切片，真麻油浸之。过三宿，炒干，不用研。每至半夏子时，食三两，以尽为度，故着衣不热。

寒月入水

端午午时取水蜈蚣，不拘多少，晒干，为末。每服须三、五钱，暖酒送下，不可冷吃。如冷吃，即生疮疥。可以冬月入水，无妨。

造梦法

蓦花阴干百日，捣末。日暮，水服方寸匕，乃卧。思念所欲事，即于眠中见晤也。蓦，即蕾陆花也。

见鬼丸

生麻子　菖蒲　鬼臼　上各等分，杵丸弹子大。每朝，向日服一丸，百日即见鬼也。

剃头不用刀

石黄　石灰各一两　樟脑为末，调傅即下。

女人去面毛不用线

石黄三钱　石灰二钱　为细末，水调。临卧时傅面，则面毛尽去矣。

饮酒不醉

赤黍浸以狐血，阴干。饮酒时取一丸，置舌下含入，令人不醉。

写字去墨

滑石二两　石灰一两　乌羊骨二两，烧灰　赤硇砂一两　共为细末，米泔水调匀，瓷罐收，置背阳，晒干。

用时清水扎盖字上，候片刻，擦去。

又方：

山中活竹，将一节开一小孔，括去青，入砒末于内，生漆绵缠口。待三、五日，竹有霜，瓷罐收贮，擦字。

又方：

白羊骨煅，一两　白丁香一两　寒水石五钱，半生半煅　紫硷一两　为细末，用鸡蛋开一小孔，去黄留白，调药，复入壳，封固。入鸡蛋内同抱，以小鸡出为度。取出，用水调搽，立刻弹去。

又方：

宫粉一钱　蔓荆七分　龙齿三分　白丁香三分　紫丁香鹰屎也，三分　上共为细末，用皮术汁调匀，以砖两块烧滚，候温，将药夹于其中。次早自干，仍研为末。用时，手指搽涂于字上，其墨自落矣。

庚生按："皮术"二字疑误，不解。

洗字法

西瓜一个，约重三斤半，熟者，蒂边开一孔。入官硼砂三钱五分　砂三钱五分　硇四钱　上共为细末，入瓜孔内，悬七日，白霜自出，以翎毛扫下，又一七收用。先将清水湿字，以药搽之，待干，用翎扫去，纸白新鲜。

洗字不见[1]

菖蒲根、稻壳研末，水调，搽字上。候干擦去，自然不见字形。

---

① 洗字不见：此条及下条"去朱法"原无，据费本补。

去朱法

黄瓜一条，蒂边开一孔，入官硼砂一两研末 入孔内，悬取白霜，以翎毛扫下。先以水湿字，以药搽上，待干扫去，纸白如新。

起字法

明矾三两 鹰粪三钱 石灰一两 宫粉一两 雀粪三钱 阳起石一两 鹤粪三钱 透骨草一两 俱为细末，童便调。将打桶盛，挂阴处，发出霜。水调，描字墨自去。

墨名不染纸

端午午日，用上好京墨一块，不拘大小，入虾蟆口中，线缚定口。于朝阳地上掘一坎，深五尺不拘，埋虾蟆在内。经四十九日，取墨写纸上，一拂便落。

灰种仙菜

术家用羊角蹄烧作灰，撒湿地，遍踏之，即生萝勒，俗呼王母菜，食之益人。

驱除虎蛇神烟

鹿、牛、羊、麂、犀角各二两，烰炭四两，硝、黄各二两，雌黄、雄黄二两，则虎、蛇亦远避矣。

驱[1]鼠烟

桃头、椿树皮、丝瓜藤、楝青叶各等分，晒干，研末。加信石一钱，烧之，鼠即远矣。

扫蚊烟

端午多收浮萍，晒干，研末。楝树花团、鱼骨、鳝

---

① 驱：原作“验”，据文义改。

鱼骨、信石少许，共研末。烧一次，七夜无蚊。

聚蝶

取百花心阴干，夜露，蜜拌。见有众蝶飞舞，将蜜涂两手心，立上风，将两手相合而搓，相向而拍。群蝶闻香，皆来就矣。

拍掌唤蝶

至春来采取诸花蕊，用白马尿水浸三日，晒干，研末。以川椒涂手上，却于有蝶处立于上风，拍掌即飞来矣。

浆衣去虱

白果二、三十枚，加水银三分，捣。野菊花三钱，研末。同浆搅匀浆衣，永不生虱。

造白雀法

雀方出壳未羽时，以蜜和饭饲之，则遍身生羽毛。

鸢头散 治鬼魅邪气。

东海鸢头、黄牙即金牙、莨菪子、防葵为末，酒方寸匕。欲令病人见鬼，增防葵一分；欲令知鬼，又增一分。立验，不可多服。

擦铜如银

水银二钱　白矾一两　飞丹一钱　用唾研末为度。以铜洗净，用药擦之，即红铜亦如白银。

擦锡如金

胆矾一两　白矾一两　共为末，搽之。锡如金色，铁变红色。

点斑竹

硇砂五钱，细研　绿矾　胆矾各三钱　石灰五钱一处再研细，入浓灰汁调匀，随奇文点。候干，揩洗其斑，如自然者。瓷器、竹木皆可用。

又方：

硇砂五钱　石灰一两　共研，米醋调，点画竹上。

点瓷器

白及一两　为末，鸡子清调匀。修补，以线扎紧，火上烘干，如新，永不坏。忌用鸡汤。

磨镜丹药

水银一两；上好锡夏秋七分，春冬八分；明矾夏秋一钱二分，冬春一钱五分。先将锡熔化，入水银搅匀，冷定，同研细如飞面，大略要不起霜，矾少为妙。加鹿顶骨，更妙。一云鹿骨烧灰。

写字入石

龟尿、炭、硇砂少许，共为末，入砚池水内，然后研墨。以新笔写字石上，可透一分入石内；若写在木上或门上，可入透五分。

点药镜

雌黄入紫粉霜、硇砂，细研末，用胶水调，任意于镜上描鸾凤、花草。候干，火烧片时，以磨镜药磨去，其画自现。

棱碗胶

桐油熬熟，入沥青调稀。入石灰，调合作胶。

顷刻成碑

炉底不拘多少，加白矾少许，再用鹅蛋清调成锭用。

瘦米

采黑饭树叶，即南烛枝叶。止庵按：非也。余曾见山人作青饭，以胡麻叶渍米为之。胡麻似南烛，实圆叶如细珠，味甘。时人皆未之见，故方言多误。渍水浸米，九蒸九晒，则米瘦如麻，每石瘦至一升。凉水一泡，顷刻成饭，且轻少利于持负。

巧洗油迹

如衣服被麻油污垢，加上桐油；如被桐油污垢，加上麻油。后将细面泡汤，洗之。如不净，加紫苏汤，洗之如神。

春毬

用滤净柴炭汤三饭碗，下锅烧滚，逐渐掺下松香末约两许。急将箸旋掺旋搅，再煎几过。用篾扎圈如茶杯大，蘸汤洒空中，结泡大如碗，五色飞扬可玩。或用稻柴灰，亦可。

斟酒不溢

无名异磨盏口，注酒虽浮于盏，不溢出。

又法：

用好没块周围抹杯口上，将酒斟满，盈过杯一分，其酒不溢出杯外。

葫芦相打

取一样葫芦三个，挖开大口，以末和胶，调填在内。一个将蜡调针砂，置口内；一个将磁石末调胶，置口内；一个以水银置口内。将针砂者与磁石者放在一处，两个自然相打；后将水银者放于中间，两个自然分开。

木狗自走

实木一段，雕狗形。以胶水并盐、醋，调和铁屑，搽在狗头上。候乾，以上好磁石一块，暗藏于手内，引其狗走，随手而来。

金杯分酒

取獭胆涂犀角簪上。将酒一杯斟满，将簪向杯中分，其酒两开矣。

手帕盛酒

胡粉五钱　槐胶二分　鸡蛋一个，用清　用水一碗拌匀，以新手巾在其药内洗三、四次，熨开如故。任意盛酒，一滴不漏。

做大蛋

猪尿脬一个，不落水，将灰拌，用脚踏至大。不拘鸡、鸭蛋一样，打破倾碗，随多少调和，装入脬内，扎紧口，外用油纸包裹，沉井底一夜。次日取出煮熟，剥开脬内，黄白照旧，如大蛋一般，甚妙。

长明灶

榖树滋搽灯草，阴干，又上一硫黄少许。一梗可点一更。